SAN
D0093560

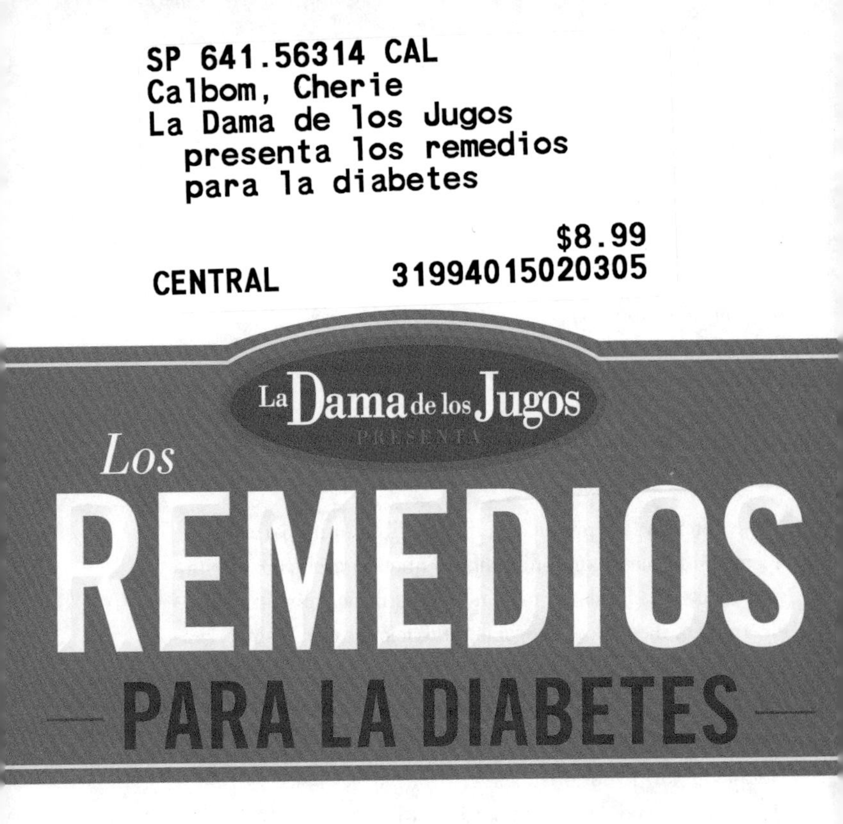

CHERIE CALBOM, MC

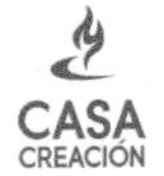

La mayoría de los productos de Casa Creación están disponibles a un precio con descuento en cantidades de mayoreo para promociones de ventas, ofertas especiales, levantar fondos y atender necesidades educativas. Para más información, escriba a Casa Creación, 600 Rinehart Road, Lake Mary, Florida, 32746; o llame al teléfono (407) 333-7117 en Estados Unidos.

Los remedios para la diabetes de la Dama de los Jugos
por Cherie Calbom
Publicado por Casa Creación
Una compañía de Charisma Media
600 Rinehart Road
Lake Mary, Florida 32746
www.casacreacion.com

Traducido por: Ernesto Giménez
Director y diseño de la portada: Justin Evans

Originally published in the U.S.A. under the title:
The Juice Lady Remedies for Diabetes
Published by Siloam, a Charisma Media Company,
Lake Mary, FL 32746 USA

Visite la página web de la autora: www.juiceladycherie.com

Library of Congress Control Number: 2016935647
ISBN: 978-1-62998-882-5
E-book: 978-1-62998-894-8

Porciones de este libro fueron previamente publicadas en: *The Juice Lady's Living Foods Revolution* por Siloam, ISBN: 978-1-61638-363-3, copyright © 2011; *La dieta para perder peso de fin de semana* por Casa Creación, ISBN: 978-1-62136-850-2, copyright © 2014; *El gran libro de jugos y batidos verdes* por Casa Creación, ISBN: 978-1-62136-833-5 copyright © 2014; *The Juice Lady's Remedies for Asthma and Allergies* por Siloam, ISBN: 978-1-62136-601-0, copyright © 2014; y *Remedios para los desórdenes de la tiroides de la Dama de los jugos* por Casa Creación, ISBN: 978-1-62998-329-5, copyright © 2015.

Este libro contiene las opiniones e ideas de su autora. Es solamente para utilizarse con propósitos informativos y educativos y no se debe considerar como un sustituto del tratamiento médico profesional. La naturaleza de la condición de salud de su cuerpo es compleja y única. Por lo tanto, usted debe consultar a un profesional de la salud antes de comenzar cualquier nuevo programa de ejercicio, nutrición o suplementos alimenticios, o en caso de tener preguntas acerca de su salud. Ni la autora, ni la editorial, podrán ser señalados como responsables por cualquier pérdida o daño presuntamente provocados por cualquier información o sugerencia de este libro.

Los nombres y detalles de algunos individuos mencionados en este libro han sido cambiados, y cualquier semejanza entre los nombres e historias de las personas descritas en este libro con personas conocidas por los lectores es pura coincidencia.

Las declaraciones de este libro sobre productos consumibles o alimentos no han sido evaluadas por la Administración de Medicamentos y Alimentos de los Estados Unidos de América (U.S. Food and Drug Administration, FDA). Las recetas de

Impreso en los Estados Unidos de América
16 17 18 19 20 * 5 4 3 2 1

CONTENIDO

INTRODUCCIÓN

COMENCÉ A SER conocida como "la Dama de los Jugos" en la televisión y en la prensa debido a una afortunada solicitud por parte de los dueños de la compañía de extractores de jugos Juiceman. Yo vivía en Seattle, Washington, y estaba terminando mi carrera en la Universidad Bastyr (una institución de medicina naturista), en donde a una compañera y a mí se nos encargó que hiciéramos un folleto que contuviera recetas de jugos e información nutricional para acompañar los extractores de jugos Juiceman. Una cosa llevó a la otra y, al poco tiempo, yo estaba viajando por todo el país casi todas las semanas como la Dama de los Jugos, enseñando cómo crear jugos nutritivos que garantizan renovar la salud y la vitalidad.

Incluso antes de decidir emprender mi maestría en nutrición, yo tenía un interés apasionado en los beneficios de la buena nutrición debido a que, tomar jugos, las dietas de desintoxicación y la ingesta de alimentos orgánicos me habían devuelto la salud, no solo una vez, sino dos veces (lea mi historia en el capítulo 1). Ahora lo único que quiero es que otros me acompañen en este viaje hacia una vida plena.

Quiero con este libro presentarles los beneficios especiales de la ingesta de jugos para ayudar a prevenir la diabetes, o para mejorar su salud si ya ha sido diagnosticado con esta enfermedad.

Esta es una información muy importante en la actualidad. La diabetes afecta a más de 29, 1 millones de personas en Estados Unidos, lo que representa el 9, 3 por ciento de la población (de todas las edades). De esta cifra, 21 millones de personas han sido diagnosticadas con la enfermedad, y 8, 1 millones (27, 8 por ciento de la gente con diabetes) no han sido aún diagnosticadas.[1]

La diabetes de hecho es un conjunto de enfermedades

(incluyendo tanto la tipo 1 como la tipo 2, así como otras) caracterizadas por altos niveles de glucosa, debido a problemas en la producción de insulina o en el funcionamiento de la insulina, o ambas cosas. Los diabéticos pueden presentar complicaciones graves, que incluyen: enfermedades cardiovasculares, accidentes cerebrovasculares, insuficiencia renal, amputaciones, ceguera, y muerte prematura.[2]

Gracias al desarrollo de nuevos tratamientos, hoy por hoy los diabéticos viven más y tienen una mejor calidad de vida que nunca. Una buena elección alimenticia es especialmente importante en todo tratamiento exitoso. En este libro veremos la manera en que nuestras decisiones alimenticias, especialmente los alimentos que pueden ingerirse como jugos, pueden ayudar a frenar el progreso de la enfermedad, y aliviar sus síntomas.

La diabetes es una enfermedad seria, pero no tiene que ser una sentencia de vida irreversible. Podemos llevar una vida larga y feliz después de haber sido diagnosticados con diabetes si hacemos cambios específicos en nuestro estilo de vida. Yo he trabajado con mucha gente que ha sido capaz de regularizar sus niveles únicamente a través de la dieta. Luego de seguir mis recomendaciones durante treinta días, muchos han reportado que su nivel de azúcar en la sangre ha vuelto a la normalidad, y un porcentaje significativo no necesita más medicamentos si siguen la dieta al pie de la letra.

¿Está usted listo para algo mejor? Es hora de aprender a preparar en su propia cocina jugos altamente nutritivos. Los jugos y los batidos preparados con vegetales frescos, frutas bajas en azúcares, conjuntamente con otros alimentos, pueden ayudarle a recuperar la salud y la vitalidad, y mantenerse saludable durante el resto de su vida. Permita que jugos y batidos frescos y nutritivos, así como alimentos vivos, se conviertan en su salvaguarda contra las multifacéticas amenazas de la diabetes al funcionamiento adecuado de su cuerpo.

Los jugos caseros son mejores

¿Por qué hemos de preocuparnos en hacer nuestros propios jugos, si podemos comprarlos ya hechos? Después de todo, los supermercados están ahora abastecidos con una amplia variedad de jugos y otras bebidas hechas con ingredientes orgánicos y naturales.

El motivo principal es que por muy cuidadoso que haya sido el proceso de manufactura y de almacenamiento de estos jugos, no obtendremos los mismos beneficios nutricionales de los jugos caseros. Cuando el jugo es procesado, se pierden muchas de las vitaminas y nutrientes, aunque los ingredientes sean los más frescos. La mayoría de estos jugos son pasteurizados, lo que significa que se les ha aplicado calor, matándoles las vitaminas, encimas y biofotones.

Otra razón es que sus opciones se limitarán a lo que se venda mejor. En el supermercado solo encontrará las recetas que son exitosas a nivel comercial. Si usted aprende a preparar sus propios jugos, batidos y otras bebidas, no solo podrá escoger las mezclas que mejor se ajusten a sus necesidades de salud, sino también sus sabores favoritos. Una vez que sus papilas gustativas prueben algunas de las recetas que presento en este libro, es posible que no tenga más ganas de comprar jugos procesados. Eche un vistazo al último capítulo, y verá recetas con ingredientes mucho más variados y numerosos que los que podrá encontrar en el supermercado. Con el tiempo, usted será capaz de crear sus propias combinaciones de ingredientes nutritivos y deliciosos.

Su sistema digestivo será capaz de absorber rápidamente los nutrientes sin elevar demasiado sus niveles de azúcar, de manera que puedan entrar al torrente sanguíneo y comenzar su proceso curativo. Las vitaminas, minerales, enzimas, fitoquímicos, biofotones, etcétera, extraídos de sus propios contenedores naturales, le harán sentir saludable casi instantáneamente.

Para poder enfocarme en las necesidades nutricionales de la gente con diabetes (o prediabetes), he hecho una selección especial de mi creciente colección de recetas. Hay una razón para cada una de mis elecciones y combinaciones, y he tratado de equilibrar los sabores y otras preferencias personales a las diversas necesidades de salud de personas como usted que no disponen de tiempo para trabajar en el jardín o para estar en la cocina, sino que quieren centrarse en una nutrición de primera que sea tanto saludable como curativa.

Jugo: de la palabra a la acción

Cualquiera puede aprender a hacer jugos. Para comenzar, es necesario que tenga un buen extractor (en mi página de internet www.juiceladycherie.com encontrará recomendaciones de buenos extractores). Hojee las recetas del libro, hasta que vea una que le llame la atención. Provisione su refrigerador y su cocina, y conecte su extractor. En solo minutos estará disfrutando del primer bocado. Más tarde, busque otra receta y pruébela. Después de un par de semanas de su nueva rutina, estoy segura de que usted se sentirá mejor. Sentirá más energías, y podrá realizar otros cambios importantes en su estilo de vida. Al poco tiempo podrá decirle que "no" a posibles intervenciones médicas extremas, y esos síntomas de la diabetes que tanto le preocupaban (y que le debilitaban) serán cosa del pasado.

¡Levanto otro vaso de jugo y brindo por su salud! Yo soy un testimonio vivo de todos los beneficios de los jugos.

Capítulo 1

MI HISTORIA

MI VIDA CAMBIÓ hace unos años cuando descubrí el poder sanador de los jugos hechos en casa, así como de los alimentos crudos e integrales.

Había estado enferma durante un par de años, y cada día me sentía peor. Un día, estaba sentada en la ventana en la casa de mi padre, observando los picos nevados en la lejanía. Era principios de junio, y el clima estaba hermoso. Deseaba tener energías para poder salir a dar una vuelta a la cuadra. Pero me sentía cansada y enferma, sin energías incluso para moverme adentro de la casa.

"¿Alguna vez me volveré a sentir bien?", me preguntaba. Cuando cumplí treinta años tuve que dejar de trabajar porque tenía síndrome de fatiga crónica y fibromialgia. Me sentía tan mal que no pude seguir. Sentía como si tenía una gripe eterna. Me daba fiebre, las glándulas se me inflamaban, y el letargo era continuo. Todo el tiempo tenía dolor. Era como si me hubieran sacado de una lavadora.

Me había mudado a casa de mi papá en Colorado para tratar de recuperarme. Pero ningún doctor me dio una sola recomendación de algo que me ayudara a recuperar la salud. Así que fui a varias tiendas naturistas y me puse a mirar, hablé con los empleados, y leí algunos libros. Me di cuenta de que todo lo que estaba haciendo: ingerir comidas rápidas, cenar cereales procesados, y evitar los vegetales, estaba arruinando mi salud en vez de curarme. Leí entonces sobre las dietas de jugos y los alimentos integrales, y me pareció que tenían mucho sentido. Decidí entonces comprar un extractor de jugos, y diseñé un programa que pudiera seguir.

Comencé a tomar jugos y emprendí una dieta casi perfecta de

alimentos integrales y naturales durante tres meses. Tuve altas y bajas en el proceso. Hubo días en los que me sentí animada y vi progresos, pero también días en los que me sentí peor. Esto último me desanimaba, y me preguntaba si la salud sería una utopía. Nadie me había hablado de las reacciones del cuerpo a la desintoxicación, lo cual estaba experimentando. Yo consumía demasiadas cosas perjudiciales, y mi cuerpo se estaba limpiando de toda esa porquería que me enfermaba. Eso era lo que causaba esos días de malestar en medio de los días promisorios.

Pero una mañana me levanté temprano, a las ocho, lo cual era muy temprano para mí, sin que me despertara la alarma. Sentía como que me habían dado un nuevo cuerpo esa noche. Estaba llena de energía; tanta, que sentí ganas de salir a correr. ¿Qué había pasado? Esa nueva sensación de salud parece haber aparecido con el sol de la mañana. Pero lo que había ocurrido era que mi cuerpo se estaba sanando, y la salud no se había manifestado sino hasta ese día.

¡Qué maravillosa sensación de estar viva! Me veía y sentía completamente renovada. Con mi extractor a cuestas y un nuevo estilo de vida, regresé al sur de California un par de semanas después para comenzar a escribir mi primer libro. Durante un año disfruté de una extraordinaria salud y más energía y vigor del que pueda recordar.

Pero me esperaba un acontecimiento devastador.

Muy cerca de morir

El cuatro de julio fue un día hermoso, como muchos otros en el sur de California. Esa tarde pasé el Día de la Independencia con algunos amigos, que prepararon una parrillada en el jardín trasero de una de sus casas. Se hizo de noche, y bajó la temperatura, así que nos pusimos unas chaquetas y salimos de la casa a ver los fuegos artificiales. Esos días, yo estaba cuidando una casa, en un vecindario cercano, de unos amigos que se habían ido de vacaciones, y regresé justo antes de la medianoche. Luego me fui a dormir.

Unas horas después, me desperté temblando. "Por qué está haciendo tanto frío", me pregunté, mientras volteaba para ver el reloj, que marcaba las tres de la mañana. En ese momento noté que la puerta que da hacia el patio trasero estaba abierta. "¿Qué pasó?", me pregunté, mientras me acercaba para cerrarla. De repente, un hombre joven, sin camisa y con pantaloncillos, salió desde las sombras de una esquina. Parpadeé dos veces tratando de negar lo que estaba viendo. Este hombre, en vez de huir, se abalanzó rápidamente sobre mí, sacó un tubo de sus pantaloncillos, y comenzó a golpearme una y otra vez en la cabeza, gritando: "¡Ahora estás muerta!". Peleé con él, o mejor dicho, traté de defenderme tomando el tubo con el que me estaba golpeando. Finalmente este voló de sus manos. En ese momento me golpeó y me dejó inconsciente. Sentí como que abandonaba mi cuerpo.

Este es el fin de mi vida, pensé. Me sentí triste por aquellos que me aman, y por cómo se sentirían por este trágico acontecimiento. Sentí que mi espíritu abandonaba mi cuerpo y flotaba en el aire. De repente, todo fue paz y quietud. Sentí que viajaba como a la velocidad de la luz a través de la oscuridad. Vi lo que parecían luces titilantes a la distancia. Pero repentinamente, regresé a mi cuerpo, y me vi afuera de mi casa, colgando de la cerca en el área donde vive el perro. No sé cómo llegué ahí. Comencé a gritar hacia el otro lado de la cerca pidiendo ayuda con todas mis fuerzas. Mi tercer gritó fue realmente fuerte, y pensé que sería el último. Cada vez que gritaba, caía en el cemento, y volvía a colgarme de la cerca. Esta vez una vecina me oyó, y su marido salió a ayudarme. En pocos minutos, estaba camino al hospital.

A las cuatro y media de la mañana, congelándome en una camilla y en un estado de semiinconsciencia, trataba de cuantificar el daño que me habían causado. Cuando finalmente pude ver mi mano derecha, casi me desmayo de nuevo. Mi dedo anular estaba colgando de un trozo de piel. Mi mano estaba abierta, y podía ver adentro de ella. Lo siguiente que recuerdo es que me llevaban al quirófano. Luego me enteré de que sufrí heridas graves en mi cabeza, el cuello, la espalda y la mano derecha, y que parte del cuero cabelludo se había despegado de la cabeza. También tuve varios dientes rotos que meses después requirieron varios tratamientos de conducto y coronas. Mi mano derecha sufrió las heridas más graves, pues dos nudillos quedaron despedazados y hubo que utilizar tres tornillos. Seis meses después del ataque, mi mano seguía inutilizada. El yeso que usaba, que contaba con bandas que sostenían el dedo anular que casi había sido arrancado de mi mano, así como otras partes especialmente moldeadas, parecía un artilugio sacado de una película de ciencia ficción. Me sentía y me veía terriblemente mal, con la parte de arriba de mi cabeza rapada, los ojos rojos e inflamados, una venda en mi cara, y mi mano derecha inutilizada. Estaba completamente aterrada, y apenas tenía energías para vestirme en las mañanas. Era un desastre emocional.

En las noches no podía dormir ni un minuto. Era una tortura. Ni siquiera porque me estaba quedando con una prima y su familia. Desde el punto de vista de mi seguridad, no tenía nada de qué preocuparme, pero emocionalmente eso no influía. Me quedaba en la cama toda la noche viendo el techo o la puerta. Dormía con cinco luces encendidas. Trataba de leer, pero me dolían los ojos. Apenas dormía a ratos durante el día.

Pero el peor sufrimiento lo causaba el dolor que sentía en el alma. Todo el dolor emocional causado por el ataque, así como el dolor físico y el trauma de mi pasado, era como un tsunami para mí. Mi pasado estaba marcado por el dolor, traumas y ansiedad. Mi hermano murió cuando yo tenía dos años. Mi madre murió de cáncer cuando yo tenía seis años. No podía recordar mucho de su muerte, pues los recuerdos parecían estar bloqueados. Pero mi prima dice que yo me desmayé en su funeral. Eso significa que mis sentimientos colapsaron.

Había vivido los siguientes tres años con mi padre y mis abuelos maternos. Pero el abuelo John, el amor de mi vida, murió cuando yo tenía nueve años. El dolor fue enorme. Cuatro años después, mi papá se vio involucrado en una situación trágica un poco larga para contarla aquí, pero fue horrible. Dejó de estar en mi día a día. Temí por mi futuro. Mi abuela tenía ochenta y seis años, y no tenía idea de cuántos años más viviría. El año siguiente me mudé a Oregón, para vivir con unos tíos hasta que me gradué en la secundaria.

Mi alma estaba llena de angustia y dolor, con toda clase de detonantes que me hacían comer impulsivamente. Yo sé de primera mano lo que es tener un trastorno de la alimentación, que en mi caso se manifestaba por comer y comer impulsivamente, y luego dejar de comer durante varios días. Yo sé lo que es tener esos ataques emocionales, y no tener la menor idea de cómo detener la ansiedad de comer. La comida produce satisfacción inmediata, y es por ello que casi siempre es la primera cosa a la cual acudimos. Al menos en mi caso era así. Pero como no quería ponerme gorda, dejaba de comer por uno o dos días para luego volver a comer impulsivamente.

Curarme física, mental y emocionalmente después del ataque requirió de cada gramo de mi voluntad, fe y confianza en Dios. Trabajé espiritualmente, busqué ayuda médica alternativa, comencé a consumir vitaminas y minerales, reinicié la ingesta de jugos de vegetales, y experimenté la liberación emocional de la oración por sanidad, así como numerosos programas de desintoxicación. Conocí a un médico orientado a la nutrición que había acelerado la curación de sus propios huesos fracturados con vitaminas y minerales suministrados por vía intravenosa. Él me suministro el mismo tratamiento. Los jugos, los suplementos nutricionales, una dieta casi perfecta, la oración, y la terapia física, ayudaron a que mis huesos y otras heridas sanaran.

Después de seguir este régimen durante al menos nueve meses, lo que el doctor de mi mano había dicho que sería casi imposible, se había convertido en una realidad. Mi mano estaba completamente restaurada y funcional. Él me había dicho que no era posible colocarme nudillos plásticos por el estado en que se encontraba la mano, y que jamás volvería a usar mi mano derecha. Pero mis nudillos se regeneraron, primeramente debido a la oración, y el funcionamiento de mi mano regresó. Un día él me dijo que estaba completamente curada, y aunque admitió que él no creía en milagros, dijo: "Tú eres lo más cercano que he visto de uno".

¡La sanidad de mi mano ciertamente había sido un milagro! Tenía una mano funcional nuevamente, y mi carrera como escritora no terminó como pensé que ocurriría. Mis heridas internas eran más graves que la devastación física, y eran las más difíciles de curar. Sin embargo, también sanaron. Experimenté sanación de los recuerdos dolorosos y de mis traumas, tanto del ataque como de las heridas del pasado, a través de la oración, la imposición de manos, y de un profundo trabajo de sanación emocional. Todas las semanas llamaba a las damas que oraban desde sus cocinas por mí, hasta que mi alma sanó. Las llamaba mis *ángeles cocineras*. Derramé los ríos de lágrimas que estaban acumuladas en mi interior. Necesitaba liberarme. El perdón y la liberación de mi carga ocurrió en etapas, y resultó ser una parte integral de mi sanación. Tenía que ser honesta con lo que sentía, y estar dispuesta a enfrentar el dolor y las emociones tóxicas que albergaba y soltarlas. Finalmente, después de un largo recorrido, me sentí liberada. Ni siquiera podía pasar los cuatro de julio sin sentir miedo.

Hoy, tengo más paz y más salud de lo que pensé que podía ser posible. He experimentado lo que es sentirse bien, plena, sin daños, heridas, o discapacidades; completamente sanada y restaurada en cuerpo, alma, y espíritu. Ya no estoy dominada por el hambre compulsiva emocional.

Aprendí que mi propósito es amar a los demás a través de mis escritos y la información nutricional que poseo, y ayudarlos a encaminarse hacia la salud y la curación. Si yo pude recuperarme de todo lo que me pasó, ellos también pueden. Independientemente de lo que alguien pueda estar atravesando, hay esperanza. Quiero que usted sepa que es amado, y yo le envío mi amor a través de mis palabras en este libro, y a través de las recetas de jugos y alimentos crudos. Hay esperanza para usted.

Ahora, este libro trata acerca de la diabetes, la cual yo nunca he tenido porque fui diagnosticada con hipoglicemia (bajo nivel de azúcar en la sangre); pero gran parte de lo que he aprendido se aplica a los diabéticos. ¿Pérdida y mantenimiento del peso? Aquí lo trataremos. ¿Necesita saber más sobre el azúcar? También lo puedo ayudar con eso. ¿Quiere saber cómo estabilizar sus niveles de azúcar? He ayudado a muchos a lograrlo.

Usted no tiene que continuar sufriendo los resultados del estrés y del cansancio causado por los incómodos efectos de los fármacos para la diabetes. Independientemente de los desafíos que enfrente, hay respuestas que sanarán su cuerpo, mente y espíritu. Su vida tiene un propósito, así como lo tiene la mía. Pero usted necesita sentirse bien para cumplir ese propósito. Será de mucho provecho tener una mente positiva y una actitud optimista. Con la ayuda de Dios y la información nutricional contenida en este libro, usted podrá disfrutar de una salud abundante, aprender la manera correcta de vivir su vida al máximo, y terminarla bien.

Capítulo 2

LA DIABETES Y USTED

"QUÉ FASTIDIO, ¡TODO el tiempo tengo sed! Y de paso tengo que estar yendo al baño a cada rato".

"También tengo hambre. No tiene sentido. Estoy comiendo demasiado, y aun así pierdo peso".

"Me siento demasiado cansado. Incluso cuando duermo bien".

"Este año he agarrado cuanta infección hay. No entiendo por qué".

"¿Qué me pasa? Pensé que necesitaba lentes nuevos, pero parece que no".

"Desde hace un tiempo estoy más irritable de lo normal".

Tal vez después de meses o años notando síntomas desagradables,[1] usted finalmente decide hacer una cita con su médico de cabecera (o quizá no tiene síntomas, y le es descubierta la enfermedad durante un examen rutinario). Ahora sabe que ciertamente usted tiene diabetes, y le toca lidiar con las implicaciones que esto tiene en su futuro y en su estilo de vida.

No es fácil, a pesar del hecho de que miles de personas viven con la misma enfermedad, algunas incluso en su propia familia. Ahora se trata de *usted*, y no de un nombre en el libro de pacientes, o de otro número en las estadísticas.

Pero, ¿en qué consiste ese monstruo llamado "diabetes"?

Los principales tipos de diabetes

Hay dos tipos de diabetes principales.[2]

Diabetes tipo 1

"A la diabetes tipo 1 antes se la conocía como diabetes insulinodependiente, diabetes mellitus, o diabetes juvenil. Aunque la manifestación de la enfermedad puede ocurrir a cualquier edad, generalmente se diagnostica en la mitad de la adolescencia. La diabetes tipo 1 se desarrolla cuando las células del páncreas que producen la hormona insulina, conocidas como células beta, dejan de funcionar. Esta falla es iniciada o inducida por el sistema inmunológico del cuerpo, y limita o elimina completamente la producción y secreción de insulina, la hormona necesaria para bajar los niveles de glucosa en la sangre. Para sobrevivir, la gente con diabetes tipo 1 debe recibir insulina a través de inyecciones, o de una bomba. En los adultos, la diabetes tipo 1 representa aproximadamente 5 por ciento de todos los casos diagnosticados de diabetes. No se conoce ninguna manera de prevenir la diabetes tipo 1. Actualmente se están llevando a cabo diversas pruebas clínicas para prevenir la diabetes tipo 1, y se tienen planificados otros estudios adicionales".

Yo tengo mis propias teorías personales en este sentido. Creo que muchos podrían prevenir la diabetes tipo 1 eliminando todas las azúcares y carbohidratos refinados.

Diabetes tipo 2

"A la diabetes tipo 2, anteriormente se la conocía como diabetes mellitus no insulinodependiente, o diabetes del adulto, ya que la edad promedio en que se manifiesta suele ser mayor a la diabetes tipo 1. En los adultos, la diabetes tipo 2 representa alrededor del 90 al 95 por ciento de todos los casos diagnosticados de diabetes. La diabetes tipo 2 suele comenzar con una resistencia a la insulina, un padecimiento en el que las células que forman parte de los músculos, el hígado y el tejido graso no utilizan la insulina correctamente. Al aumentar la necesidad de insulina, las células beta en el páncreas van perdiendo la capacidad de producir las cantidades suficientes de la hormona. En contraste con la disfunción de las células beta, la resistencia a la insulina difiere de un individuo a otro. Algunos tienen principalmente resistencia a la insulina, y solo un defecto menor en la secreción de insulina; mientras que otros tienen una pequeña resistencia a la insulina, y principalmente una falta de secreción de insulina.

Los riesgos de desarrollar diabetes tipo 2 están asociados con la edad, la obesidad, historial de diabetes en la familia, diabetes mellitus gestacional, intolerancia a la glucosa, inactividad física, y la raza. Los afroamericanos, los latinos, los indígenas norteamericanos, algunos asiáticos, los nativos hawaianos y otros pobladores de las islas del Pacífico, corren mayor riesgo de padecer diabetes tipo 2 y sus complicaciones. Aunque la diabetes tipo 2 es poco común en niños y adolescentes, cada vez es más frecuente entre estos grupos étnicos".

Otros tipos de diabetes

Diabetes gestacional

"La diabetes gestacional es una forma de intolerancia a la glucosa que se diagnostica durante el segundo o tercer trimestre del embarazo. Durante el embarazo, los altos niveles de glucosa en la sangre tanto en la madre como en el feto requieren de tratamiento para reducir los problemas en ambos. El tratamiento puede incluir dieta, actividad física periódica, o insulina. Luego del embarazo, de un cinco a un diez por ciento de las mujeres con diabetes gestacional continúan presentando niveles de glucosa altos en la sangre y son diagnosticadas con diabetes, generalmente de tipo 2. Los factores de riesgo durante la diabetes gestacional, son similares a los de la diabetes tipo 2. La incidencia de diabetes gestacional constituye un factor de riesgo para desarrollar diabetes gestacional recurrente en los embarazos futuros, y el consecuente desarrollo de diabetes tipo 2. De igual manera, los hijos de mujeres que han padecido de diabetes gestacional pueden estar en riesgo de desarrollar obesidad y diabetes".

Tipos de diabetes adicionales

"Otros tipos de diabetes, como la diabetes tipo MODY o la diabetes autoinmune latente del adulto (LADA), son causadas por problemas genéticos específicos o por operaciones, fármacos, infecciones, enfermedades del páncreas, y otros padecimientos. Estos tipos de diabetes representan del uno al cinco por ciento de todos los casos diagnosticados".

Prediabetes

"Prediabetes es cuando un individuo tiene altos niveles de glucosa o de hemoglobina A1C en la sangre, pero no lo suficientemente altos como para ser clasificados como diabetes. La gente con prediabetes tiene un mayor riesgo de desarrollar diabetes tipo 2, enfermedad coronaria y accidentes cerebrovasculares; pero no todos los que tienen prediabetes desarrollan diabetes. El Programa de Prevención de la Diabetes, un estudio amplio de prevención realizado en personas con un alto riesgo de desarrollar diabetes, mostró que cambios en el estilo de vida que implicaron pérdida de peso y un aumento de la actividad física en esta población, puede prevenir o frenar la diabetes tipo 2, y en algunos casos normalizar los niveles de glucosa. Otros estudios internacionales han mostrado resultados similares".[3]

Síndrome metabólico

El síndrome metabólico es un padecimiento que se caracteriza por obesidad (con la mayoría del peso focalizado alrededor de la cintura), presión arterial alta, triglicéridos altos (grasas en la sangre), HDL bajo (también conocido como "colesterol bueno") e intolerancia a la glucosa. El síndrome metabólico eleva significativamente el riesgo de diabetes.[4]

¿QUÉ ES LA DIABETES?

La diabetes es un trastorno metabólico caracterizado por un exceso de glucosa (azúcar) en la sangre de la persona. El cuerpo es incapaz de usarla de manera correcta, así que tiene que excretarla en la orina (junto con agua). O el páncreas no produce suficiente cantidad de la hormona insulina, o las células del cuerpo son incapaces de reaccionar correctamente a ella (la insulina es como la "llave" que deja entrar la glucosa a las células del cuerpo, proveyendo energía. Gran parte de la necesaria glucosa proviene de los carbohidratos digeridos).

Cómo bajar los niveles de glucosa en la sangre

Si a usted le han diagnosticado diabetes, su objetivo y el de su médico será bajar y estabilizar los niveles de glucosa en su sangre. Por tal motivo, un tratamiento exitoso para su trastorno puede incluir medicinas suministradas por vía oral (hasta que usted pueda estabilizar el azúcar en su sangre por medio de la dieta y el ejercicio); insulina, si es necesario; y dieta. El ejercicio juega un papel importante. Muchas personas con diabetes necesitan perder peso, y algunos controlar su colesterol y su presión arterial.

Un plan de alimentación sana puede requerir de esfuerzo para alcanzar los objetivos de bajar los niveles de glucosa en la sangre, perder peso, y controlar las cifras en relación con el colesterol y la presión arterial. El resto de este libro le ayudará a tomar las mejores decisiones alimenticias para su situación personal.

Para comenzar, quizá tendrá que acostumbrarse a consumir porciones más pequeñas de las que estaba acostumbrado. Necesitará aprender el tamaño de una ración según cada alimento, y cuántas raciones necesitará en cada comida. Es importante comer menos grasas. Escoja menos alimentos con alto contenido de grasas, y use menos grasa para cocinar. Es especialmente importante limitar aquellos alimentos con un alto contenido de grasas saturadas y grasas trans, como los cortes de carne grasientos, los alimentos fritos, la leche completa y los productos lácteos producidos con leche completa, los productos horneados altos en carbohidratos (como las tortas, las galletas, los dulces), los aderezos de ensaladas, la manteca vegetal y animal, la margarina de barra, y las cremas no lácteas.[5] Es importante ingerir una dieta baja en carbohidratos, que elimine los dulces y los carbohidratos refinados. También es recomendable evitar las frutas, con excepción de las frutas bajas en azúcares como las bayas, los limones, las limas, y las manzanas verdes.

Al consumir menos grasa (además de eliminar el azúcar) usted logrará revertir la resistencia a la insulina. Al repasar algunos estudios sobre la cirugía bariátrica (un tipo de operación que se ofrece a algunas personas con obesidad mórbida para reducirles el tamaño de su estómago y desviar una porción del intestino delgado) esto queda demostrado. En muchos casos fue revertida la diabetes tipo 2 a los pocos días de la operación, antes de haberse perdido mucho peso. Aparentemente la mejoría resulta de la caída súbita de los triglicéridos y los ácidos grasos en el torrente sanguíneo, conjuntamente con una reducción inmediata de las grasas en el hígado y en las células musculares.[6]

Usted necesitará concentrarse en consumir más fibra, la cual no solo se encuentra en los alimentos integrales como la avena; el arroz integral, negro, y rojo; la quinua; el mijo; el alforfón; y el trigo oriental; sino también en una variedad de frutas y vegetales bajos en azúcares. Consuma suficientes vegetales de los siguientes grupos:

- Verduras verde oscuras (como brócoli, espinaca, coles de Bruselas, etc.).

- Vegetales anaranjados (como zanahorias, batatas, calabazas, auyamas, etc.)
- Granos y guisantes (diversos tipos de frijoles, garbanzos, lentejas, arvejas, etcétera).

Al mismo tiempo, usted tendrá que evitar alimentos y bebidas con un alto contenido de azúcar, como las bebidas azucaradas (incluyendo jugos que no sean cien por ciento naturales, refrescos, y tés o cafés endulzados con azúcar). Deberá usar menos sal al cocinar, y también en la mesa. Limite el consumo de alimentos muy salados, como las sopas y vegetales en lata, los pepinillos encurtidos, y las carnes procesadas.[7]

Sobre esos carbohidratos

Seguramente usted ha escuchado hablar del "índice glucémico" o de la "carga glucémica", por no mencionar el número de "calorías". ¿Qué significan estos términos?

Tanto el índice glucémico como la carga glucémica tiene que ver con los carbohidratos, que son uno de los tipos de nutrientes de la dieta humana. Los carbohidratos con una estructura química simple se llaman "azúcares", y se encuentran naturalmente en alimentos como el azúcar, el jugo de frutas, la leche, el yogur, la miel, los productos preparados con harinas refinadas, los refrescos, el jarabe de arce, el azúcar moreno, el agave, y los productos lácteos. Los "carbohidratos complejos" (los almidones y la fibra) se encuentran en los granos integrales, los cereales gramíneos, las verduras, las frutas, los frutos secos, las semillas y las legumbres.

LAS LEGUMBRES

Las legumbres (frijoles, lentejas, y guisantes) están repletos de nutrientes que incluyen proteínas, calcio, vitaminas y minerales. Son muy económicos, y si se saben preparar, son deliciosos. También pueden germinarse. Las legumbres ofrecen un sinnúmero de beneficios, ayudan a prevenir las ansias de comer, el síndrome metabólico, la diabetes tipo 2, y la obesidad. Esto ocurre porque la cáscara de las legumbres, que es alta en fibra, frena la velocidad en que el azúcar entra al torrente sanguíneo. Las legumbres también ayudan a proteger al cuerpo del cáncer y de la enfermedad coronaria. Además, proporcionan grandes cantidades de proteínas que producen energía.

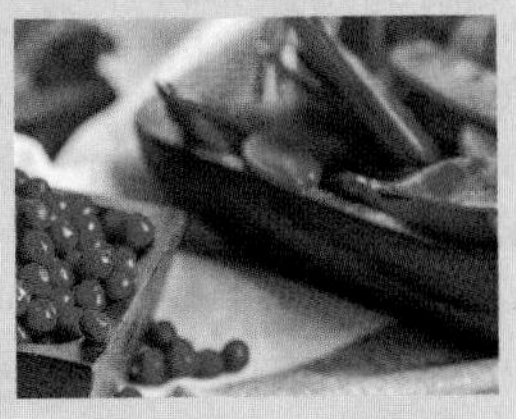

Nuestro sistema digestivo transforma los carbohidratos que consumimos en glucosa, un tipo de azúcar que el cuerpo usa para producir energía. Dado que los carbohidratos simples son digeridos y absorbidos más rápido que los carbohidratos complejos, los carbohidratos simples pueden elevar los niveles de azúcar más rápido y más alto. Una cantidad elevada de glucosa en la sangre puede dañar los tejidos y órganos del cuerpo, ocasionando con el tiempo enfermedad coronaria, ceguera, deficiencia renal, y otros problemas.

Índice glucémico y carga glucémica

El índice glucémico (IG) fue creado para mostrar cómo los carbohidratos en los diferentes alimentos elevan el azúcar en la sangre. El pan blanco, por ejemplo, tiene un índice glucémico más alto que el pan integral, que contiene más carbohidratos complejos. Pero lo que realmente importa no es el *tipo* de carbohidrato. El asunto aquí es que cuanto *más* carbohidratos consumimos, más se eleva el azúcar en la sangre.

Es por eso que los investigadores crearon el concepto de carga glucémica. Esta contiene tanto los tipos de carbohidratos en un alimento, como la cantidad de carbohidratos en una ración. Básicamente, muestra cómo una porción de un alimento particular afecta nuestro nivel de azúcar en la sangre. Diversos factores afectan la carga glucémica (CG), incluyendo el procesamiento de los alimentos, cuán madura está una fruta, la manera en que se prepara el alimento, y el tiempo durante el que ha estado guardado. Como este se calcula en base al IG (como un porcentaje) multiplicado por el número de carbohidratos en una ración promedio, la CG resulta un número mucho más útil. Ver el apéndice B por más información.

El índice glucémico y la carga glucémica no son indicadores que aparecen en las etiquetas de los productos, así que no son fáciles de determinar. Sin embargo, podemos aprender lo básico visitando las publicaciones en línea de organizaciones como la American Diabetes Association.[8]

Las carnes y las grasas no tienen índice glucémico porque no contienen carbohidratos. No obstante, a fin de equilibrar el IG de nuestras comidas y meriendas, hemos de ser intencionales con el resto de los alimentos. Por la mayor parte, planificar nuestras comidas con el índice glucémico en mente significa escoger alimentos con un IG de bajo a medio, y si consumimos algo con un IG alto, debemos escoger alimentos con un IG bajo para equilibrarlo.

La siguiente es una guía básica que he tomado y adaptado de la American Diabetes Association:[9]

Alimentos con un IG bajo (55 o menos)

- Pan cien por ciento integral de granos molidos a la piedra o pumpernickel.
- Avena (en hojuelas o molida), salvado de avena, muesli.

- Pasta, cebada, bulgur.
- Batata, maíz, ñame, judías blancas, guisantes, legumbres, lentejas, frutas bajas en azúcar, vegetales no almidonados y zanahorias.

Alimentos con un IG medio (56-69)

- Trigo integral, centeno, pan pita
- Avena de cocción rápida
- Arroz integral, silvestre o basmati; cuscús

Alimentos con un IG alto (70 o más)

- Pan blanco o bagel, arroz inflado, hojuelas de salvado de trigo, avena instantánea
- Arroz blanco de grano corto, pasta de arroz, macarrones con queso envasados
- Papas Russet, calabaza
- Pretzels, tortas de arroz, palomitas de maíz, galletas saladas crujientes
- Melón y piña

Como mencioné anteriormente, algunos de los factores que pueden afectar el IG incluyen el grado de maduración y el tiempo de almacenamiento, cuán procesado ha sido un alimento, él método de cocción, y variaciones en el tipo de artículo escogido. Por ejemplo: cuanto más madura esté una fruta o verdura, mayor será su IG. Cuanto más se cocine un alimento (y por lo tanto más suave y más fácilmente absorbido), mayor será su IG. Los italianos tienen razón: la pasta "al dente" es mejor que la pasta muy blanda.[10]

En general, los vegetales frescos y crudos tienen un índice glucémico bajo, y también tienen una carga glucémica baja porque están llenos de fibra. Cocinarlos ablanda la fibra y hace que los carbohidratos estén disponibles más rápido, lo cual explica que el IG de los vegetales sea más alto que cuando están crudos.

LA INGESTA DE CARBOHIDRATOS DIARIA

"La Asociación Estadounidense de Diabetes... sugiere que una ingesta diaria de carbohidratos entre 135 y 180 gramos por día debe ser la meta típica de un diabético. Eso significa entre 45 a 60 gramos de carbohidratos por comida, dejando un amplio espacio para raciones más grandes de frutas".[11]

Yo añadiría que personalmente he descubierto que es mejor que se trate solo de frutas bajas en azúcar.

El meollo del asunto es que aunque el control de los carbohidratos no representa una solución para la diabetes, conocer el IG de una variedad de alimentos ayuda a que comamos inteligentemente y a que alcancemos mejores niveles de glucosa en la sangre.

Prueba de resistencia a la insulina casera

La resistencia a la insulina es un padecimiento en el que las células dejan de responder a la acción normal de la hormona insulina. El cuerpo produce insulina, pero las células del cuerpo se hacen resistente a ella y pierden la capacidad de usarla efectivamente. Si usted tiene resistencia a la insulina, tal vez esté ganando peso y se sienta cansado y con hambre. Los bajones en las tardes comienzan a ser habituales. Puede sentir más sed de lo normal, o levantarse varias veces en la noche para orinar. Estos son algunos de los síntomas más comunes asociados con la resistencia a la insulina. Más de ochenta millones de estadounidenses sufren de resistencia a la insulina, también conocida como "Síndrome X". Muchos ni siquiera saben que la tienen, así que no tienen idea de los problemas de salud asociados con ella. Las personas con resistencia a la insulina tienen un mayor riesgo de padecer diabetes, hipertensión, enfermedad coronaria, obesidad, colesterol alto, cáncer de mama, y síndrome de ovario poliquístico (SOP). Haga la siguiente prueba y analícese:[12]

1. ¿Cuál es su Índice de Masa Corporal (IMC)? (Su peso dividido por su altura al cuadrado).
   (a) Por debajo de 25
   (b) Entre 25–28
   (c) Sobre 28
2. La mayoría de su peso está focalizado en…
   (a) en las caderas, los muslos y los glúteos
   (b) En una pequeña protuberancia en su barriga
   (c) En todo el área del estómago
3. Usted tiende a aumentar de peso rápidamente:
   (a) No, nunca
   (b) Sí, pero solo si comemos más de lo habitual
   (c) Sí, incluso sin comer en exceso
4. Cuando sigue un programa de alimentación saludable:
   (a) Nunca hace dieta, ya que no tiene sobrepeso
   (b) Pierde un poco de peso si trata de seguirlo al pie de la letra
   (c) Nunca tiene éxito con la pérdida de peso, aunque la dieta sea "estricta"
5. ¿Usted o un miembro de su familia tiene diabetes, problemas cardiovasculares como colesterol alto o presión arterial alta, o gota?
   (a) No
   (b) Sí, al menos uno de estos se aplican a mí o a mi familia
   (c) Sí, más de una de estas situaciones en mi caso o el de mi familia

6. Si usted es mujer, ¿tiene síndrome de ovario poliquístico?
   (a) No, que yo sepa (o no soy mujer)
   (b) Sí

7. ¿Sufre usted de retención de líquidos en general?
   (a) No
   (b) En ciertos momentos del mes: por ejemplo, antes del período, o si he estado caminando mucho
   (c) A veces noto que mis pies, tobillos, piernas o dedos están hinchados

8. Si usted es mujer, ¿sufre de tensión premenstrual, incluyendo antojos y cambios de humor?
   (a) No (o no soy mujer)
   (b) Algunos meses, dependiendo
   (c) Todos los meses, y es bastante feo

9. ¿Sufre usted de depresión?
   (a) No
   (b) No está seguro, o en el pasado ha sufrido de depresión
   (c) Sí

10. ¿Experimenta frecuentes antojos de alimentos, especialmente de alimentos con azúcar o almidón?
   (a) No
   (b) A veces
   (c) ¡Todo el tiempo!

11. ¿Esos antojos de alimentos, sobre todo por alimentos dulces o almidones, ocurren especialmente en la tarde y en la noche?
   (a) No (o no hay antojos)

(b) A veces
(c) ¡La mayoría de las veces!

12. ¿Sufre de cambios de humor?
    (a) No
    (b) A veces
    (c) ¡Todo el tiempo!

13. ¿Suele estar cansado, o sufre de fatiga en las tardes o en las noches?
    (a) No
    (b) A veces
    (c) ¡La mayoría de los días!

14. ¿Ha experimentado sed excesiva y micción frecuente?
    (a) No
    (b) Sí, al menos uno de los anteriores
    (c) ¡Todo lo anterior!

Mayormente (a)

Lo más probable es que usted no tiene resistencia a la insulina. Estas preguntas no son los únicos criterios para el diagnóstico de resistencia a la insulina, y generalmente una combinación de factores (incluyendo análisis de sangre) permitirá un diagnóstico certero de resistencia a la insulina. Es recomendable que continúe cuidando sus niveles de azúcar en la sangre como una medida preventiva a través de la ingesta de jugos y alimentos saludables y haciendo ejercicio.

Parcialmente (b)

Es posible que tenga resistencia a la insulina o esté en riesgo de desarrollar resistencia a la insulina. Estas preguntas no son los únicos criterios para el diagnóstico de resistencia a la insulina, y generalmente una combinación de factores (incluyendo análisis de sangre) permitirá un diagnóstico certero de resistencia a la insulina. Si desea más información, póngase en contacto con su proveedor de servicios de salud o dietista local. Usted puede intentar tratar de equilibrar sus niveles de azúcar naturalmente.

Mayormente (c)

Usted tiene un alto riesgo de resistencia a la insulina y puede ya ser resistente a la insulina. Estas preguntas no son los únicos criterios para el diagnóstico de resistencia a la insulina, y generalmente una combinación de factores (incluyendo análisis de sangre) permitirá un diagnóstico certero de resistencia a la insulina. Se recomienda que hable con su proveedor de atención médica acerca de la resistencia a la insulina. También es necesario equilibrar sus niveles de azúcar en la sangre. Usted puede necesitar ayuda para perder peso de una manera saludable y que necesite asesoramiento nutricional.

Capítulo 3

LA IMPORTANCIA DE PERDER PESO

EN UN PREDIABÉTICO, perder peso y otras modificaciones del estilo de vida pueden reducir el riesgo de desarrollar diabetes hasta en 58 ciento.[1] Aproximadamente la mitad de los hombres y el 70 por ciento de las mujeres que ya han progresado a la diabetes, son obesos en el momento del diagnóstico.[2] Según la página de internet WebMD: "Si usted tiene sobrepeso y tiene diabetes tipo 2, reducirá el azúcar en la sangre, mejorará su salud y se sentirá mejor si pierde algunas libras de más".[3] Bajar así sea 10 o 15 libras (de 4.5 a 7 kg) ofrece beneficios para la salud como una presión arterial más baja; mejores niveles de colesterol; menos tensión en sus caderas, rodillas, tobillos y pies; más energía; y un mejor estado de ánimo.[4]

Pero usted sabe lo difícil que es perder peso y no recuperarlo. La pérdida de peso voluntaria nunca es fácil, y si alguien trata de decirle que su increíble nuevo producto hará que sea más fácil, ya usted habrá aprendido (probablemente de la manera más dura) que no es verdad. Lo cierto es que, por el bien de su salud y su longevidad, debe tratar de alcanzar y mantener un peso normal. Para los diabéticos esto se puede convertir en un círculo vicioso: el aumento de peso puede conducir a la resistencia a la insulina, y el tratamiento con insulina puede causar más aumento de peso.

¿Por qué los diabéticos ganan y retienen peso tan fácilmente? La diabetes tipo 1 requiere de la administración frecuente de insulina, y lo mismo ocurre con la diabetes tipo 2 si no se puede controlar de otra manera. Si usted toma insulina, le está suministrando una hormona a su cuerpo que regula la absorción de la glucosa por parte de las células de su cuerpo. Una dosis de insulina permite que la glucosa entre en las células y, en consecuencia, los niveles de glucosa en su sangre bajan. Esto es bueno. Pero es fácil tomar más calorías de las que necesita, especialmente si usted tiene un estilo de vida sedentario. Eso significa que sus células tomarán cada vez más glucosa de la necesitan, y lo que no usan lo almacenan como grasa.[5]

Los consejos habituales aplican en este caso: contar las calorías, elegir cuidadosamente los alimentos, limitar el tamaño de las porciones, evitar segundas porciones y beber mucha agua. Sin embargo, no trate de reducir calorías saltándose las comidas. Si no ajusta su dosis de insulina, puede ocasionar que su nivel de azúcar en la sangre baje y se sienta tentado a "compensarlo" más tarde para no "morirse de hambre". Usted debe tomar su insulina según las instrucciones que se le han dado, debido a que los riesgos asociados con reducir la dosis únicamente por tratar de perder peso son significativas. Si lo desea, puede solicitar información sobre otros medicamentos para la diabetes. Algunos de ellos promueven la pérdida de peso y le permiten tomar menos insulina.[6]

La importancia de la actividad física no se puede subestimar. El ejercicio funciona de maravilla tanto para su metabolismo como para su estado de ánimo.

Consejos para perder peso exitosamente

Reduzca la ingesta de calorías. La mayoría de las personas pierden peso cuando inician un programa de alimentación saludable a través de jugos y vegetales, porque dejan de desear la comida chatarra y aquellos alimentos con un alto contenido en carbohidratos, lo cual ayuda a reducir una gran cantidad de calorías. Pero asegúrese de recortar al menos cien calorías de su ingesta calórica diaria. Todos los estudios sobre la pérdida de peso a largo plazo en el que los participantes perdieron peso durante más de dos años mostraron esta estrategia simple. Es muy fácil de hacer, y cien calorías es una cantidad tan pequeña, que su cuerpo ni siquiera notará que usted está a dieta. De esta manera su metabolismo no se frena, y se pierde peso de forma natural. Pero no se preocupe si elimina más de cien calorías al día, como probablemente lo hará. Su metabolismo no se frenará porque su estilo de alimentación estará repleto de nutrientes, como: vitaminas, enzimas y biofotones que acelerarán su metabolismo.

Desayune. Si cree que con saltarse el desayuno va a cortar un montón de calorías de su dieta y acelerar su pérdida de peso, se equivoca. Las personas que se saltan el desayuno por lo general comen más para el almuerzo porque sienten más hambre, e ingieren más aperitivos durante todo el día. Comience el día con un desayuno enérgico que comience con un vaso de jugo de vegetales crudos o un batido verde o de frutos secos. Muchos afirman que simplemente no sienten más hambre después de beberse un vaso de jugo de vegetales enérgicos o un batido verde. Esto puede ser lo único que necesite, pero si aún siente hambre, puede ingerir un poco de proteína, como nueces o semillas crudas, vegetales crudos y verduras frescas, una tortilla de verduras, o un tazón de avena. En un estudio de personas que perdieron al menos treinta libras (13 kg), el 78 por ciento dijo que desayunaban.[7] Asegúrese de comer algo al menos una hora después de levantarse. Este hábito aumentará su metabolismo en un diez por ciento.

Coma meriendas saludables. Si usted trabaja fuera de su casa, prepare cada día meriendas saludables en pequeños recipientes o bolsas de plástico para llevar con usted y mantener en su cartera o maletín. Si siempre tiene aperitivos saludables y dietéticos como verduras frescas, frutas bajas en azúcar, nueces crudas o semillas, será menor la tentación de atacar la máquina expendedora de chucherías o de tomar unos cuantos caramelos del escritorio de un compañero de trabajo. Y no regresará a casa hambriento listo para comerse la mitad de una bolsa de papas fritas o de galletas antes de la cena.

Beba agua pura. La próxima vez que sienta hambre, beba un vaso de agua pura. Puede que no necesite comer después de hacerlo. Como las hormonas del tracto intestinal que nos dicen que tenemos hambre son muy similares a las hormonas que nos anuncian que tenemos sed, a menudo es difícil distinguir el hambre de la sed. Por lo tanto, buscamos comida cuando lo que necesitamos es agua. Su sensación de hambre podría ser el llamado del cuerpo por H2O. El agua es esencial para la quema de calorías. Las personas que beben ocho o más vasos de agua al día queman más calorías que las que beben menos.[8] Si no le gusta el sabor del agua del grifo, añádale limón fresco o jugo de arándanos. A mí me gusta añadirle limón o jugo de jengibre a mi agua. Otra cosa que puede hacer es invertir en un buen purificador de agua. Es increíble cómo mejora el sabor y la pureza del agua, y el agua pura contribuye a una mejor salud.

AGUA DE ARÁNDANOS

Para hacer agua de arándanos, tome un vaso de 8 onzas de agua pura. Añada 1-2 cucharadas de jugo de arándanos sin azúcar (solo jugo, nada añadido) o 1 cucharadita de concentrado de arándanos. Ajuste el jugo de arándanos al gusto. Puede añadir unas gotas de estevia, según desee.

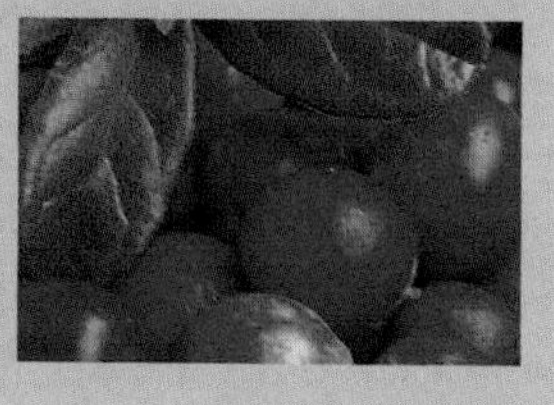

Añada un poco de aceite de coco a su dieta. El aceite de coco es un ingrediente saludable para la pérdida de peso. No solo mejorar el metabolismo y ayuda a perder peso rápidamente; también hay evidencia que sugiere que la adición de una pequeña cantidad de aceite de coco en su dieta diaria puede ayudar a reducir el colesterol y mejorar padecimientos como la diabetes, el síndrome de fatiga crónica, el síndrome del intestino irritable, la enfermedad de Crohn y otros trastornos digestivos. También puede aumentar la producción de la tiroides, así como aumentar la energía en general.

EL AJO Y LA PÉRDIDA DE PESO

Cuando se trata de pérdida de peso, el ajo parece ser un alimento milagroso. Un equipo de médicos en el Hospital Tel Hashomer de Israel llevó a cabo una prueba en ratas para averiguar cómo el ajo puede prevenir ataques cardíacos y la diabetes, y se encontró un efecto secundario interesante: ninguna de las ratas que recibieron la alicina (un compuesto en el ajo) aumentó de peso.[9]

El ajo es un conocido supresor del apetito. El fuerte olor a ajo estimula el centro de la saciedad en el cerebro, reduciendo la sensación de hambre. También aumenta la sensibilidad del cerebro a la leptina, una hormona producida por las células grasas que controlan el apetito. Además, el ajo estimula el sistema nervioso para liberar hormonas que aceleran la tasa metabólica, como la adrenalina. Esto se traduce como una mayor capacidad de quemar calorías. Más calorías quemadas significa menos ganado. ¡Una extraordinaria correlación!

Baje el índice glucémico. Las dietas con un índice glucémico bajo, también conocidas como bajas en carbohidratos, son populares por una sencilla razón: producen resultados. Los alimentos con un alto índice glucémico aumentan los niveles de azúcar en la sangre, causando que el cuerpo segregue insulina en exceso y dando lugar a acumulación de grasas. Originalmente desarrolladas como una herramienta para ayudar a los diabéticos a controlar el azúcar en la sangre, las dietas de bajo índice glucémico se han popularizado en el mundo de las dietas en gran medida debido a que funcionan bien. Vea el Apéndice A para obtener una lista de alimentos útiles en este sentido.

El objetivo de cualquier terapia de nutrición debe enfocarse en el control de la glucemia: prevenir una mayor ganancia o pérdida de peso, según sea necesario (a veces la pérdida de peso se obtiene como un "efecto secundario", de una dieta para controlar el azúcar en la sangre). De acuerdo con la dietista y especialista en diabetes Marion J. Franz: "El establecimiento de objetivos realistas de peso y el objetivo de moderarse en la alimentación es generalmente el mejor enfoque: consumir una dieta saludable, hacer más actividad física y mantener un registro de los alimentos que se consumen junto con el registro del nivel de glucosa en la sangre, de manera que esta pueda mantenerse bajo un control óptimo y se puedan añadir o ajustar medicamentos cuando sea necesario. Ingerir menos calorías y tener actividad física de forma habitual mejora el control de la glucosa en la sangre, independientemente del peso corporal y la pérdida de peso".[10]

Reemplace una comida al día con un jugo de vegetales o un batido verde. Si la comida que reemplaza es la cena, acelerará notablemente su programa de pérdida de peso. Si usted comienza su día con un vaso de jugo de vegetales, acelerará su metabolismo. Seguidamente puede comer un desayuno rico en proteínas. Haga sus comidas bajas en carbohidratos, haciendo énfasis en las verduras. También puede hacer un ayuno con solo jugos de vegetales un día a la semana.

Los beneficios de consumir jugos

Tal vez le sorprenda saber que los jugos de vegetales son el ingrediente secreto para perder peso exitosamente. Nos ayudan a permanecer delgados y saludables debido a sus propiedades energizantes, colmadas de nutrientes. Seamos realistas: preparar un jugo es mucho más fácil que pasar tiempo picando coles de Bruselas, zanahorias y brócoli. No me malinterprete. Yo recomiendo que coma estos alimentos a menudo pero, sinceramente, ¿cuánta cantidad de verduras puede comerse en un día? Afortunadamente, usted las puede preparar en jugo y con facilidad.

Debido a que el jugo de vegetales tiene muy poca azúcar, además de que ofrece una gran cantidad de vitaminas, minerales, enzimas, biofotones y fitonutrientes, es increíblemente útil para la pérdida de peso. Ofrece lo que nuestro cuerpo necesita para luchar contra la ansiedad de comer, y hace su trabajo de mantenernos saludables. Cuando se incluyen jugos de vegetales en la rutina diaria, no solo consumimos menos calorías, sino que también ganamos energías. Como ya sabrá, podemos comer una bolsa entera de patatas fritas y aún querremos algo más para comer porque le dimos al cuerpo una gran cantidad de calorías vacías que nos harán sentir débiles y cansados, y de paso insatisfechos. La mayor ventaja de una dieta basada en jugos es que obtenemos nutrientes valiosos que son fáciles de absorber para el cuerpo y que proporcionan un montón de beneficios para la salud a un costo mínimo de calorías.

Así que bien sea que usted vaya a iniciar un régimen de jugos o que haya estado utilizando jugos durante un tiempo, espero inspirarle a hacer de los jugos de vegetales un hábito diario, una parte habitual de su búsqueda de la salud.

Jugo fresco = vitalidad

Cada vez que nos servimos un vaso de jugo recién hecho, podemos imaginar un gran cóctel de vitaminas y minerales con una enorme cantidad de nutrientes que promueven la vitalidad. Las verduras se descomponen en una forma fácilmente absorbible que nuestro cuerpo puede utilizar de inmediato. Cada jugo concentrado nos da energías y nos renueva hasta las células. También alivian a los órganos de todo el trabajo que necesitan para digerir los alimentos, lo que equivale a más energía. Desintoxica nuestro cuerpo, ya que es rico en antioxidantes y no tiene ser procesado tan arduamente como la materia tóxica.

Además de agua, proteínas y carbohidratos de fácil absorción, los jugos también proporcionan ácidos grasos esenciales, vitaminas, minerales, enzimas, biofotones y fitonutrientes. Y la ciencia continúa explorando cómo los diversos nutrientes que encontramos en el jugo ayudan al cuerpo a sanar y deshacerse de las libras no deseadas.

La próxima vez que prepare un vaso de jugo fresco, estará tomando esto:

Proteínas. ¿Alguna vez se le ocurrió que un jugo podía ser una fuente de proteínas? Aunque no lo parezca, ofrece más de las que podemos pensar. Utilizamos proteínas para formar músculos, ligamentos, tendones, cabello, uñas y piel. Las proteínas son necesarias para crear enzimas, las cuales dirigen las reacciones químicas y las hormonas que cumplen las diversas funciones corporales. Las frutas y las verduras contienen menos cantidades de proteínas que los alimentos de origen animal, como las carnes y los productos lácteos; por lo tanto, se considera que son fuentes de proteínas pobres. Sin embargo, los jugos son frutas y verduras en una forma concentrada que proporcionan aminoácidos de fácil absorción, que son los componentes de los cuales están hechas las proteínas. Por ejemplo: 16 onzas de jugo de zanahoria (de dos a tres libras de zanahoria) proporciona aproximadamente 5 gramos de proteína (el equivalente a un ala de pollo o a dos onzas de tofu). Ahora, la proteína vegetal no es una proteína completa, por lo que no proporciona todos los aminoácidos que nuestro cuerpo necesita. Además de una gran cantidad de verduras de hojas verdes, necesitamos comer otras fuentes de proteínas, como: germinados, leguminosas (frijoles, lentejas y arvejas), frutos secos, semillas y granos enteros. Si usted no es vegetariano, puede agregar huevos orgánicos; carnes de animales alimentados con pasto, como: pollo, pavo, cordero y ternera; además de pescados (no de granja).

Los carbohidratos. Los jugos de vegetales contienen carbohidratos. Los carbohidratos proporcionan el combustible que el cuerpo utiliza para el movimiento, la producción de calor, y las reacciones químicas. Los enlaces químicos de los carbohidratos bloquean la energía que las plantas toman del sol, y esta energía se libera cuando el cuerpo quema alimentos de origen vegetal como combustible. Hay tres categorías de carbohidratos: los simples (los azúcares), los complejos (almidones y fibra) y la fibra. Debemos elegir más carbohidratos complejos en nuestra dieta que carbohidratos simples. Hay más azúcares simples en un jugo de frutas que en jugo de vegetales, y es por ello que debemos tomar más jugos de verduras y en la mayoría de los casos no beber más de cuatro onzas de jugo de frutas bajas en azúcar al día. *Recordemos siempre mezclar el jugo de frutas con el jugo de vegetales para diluir el azúcar.* Podemos usar más jugo de lima o limón, ya que es muy bajo en azúcar. Tanto las fibras solubles e insolubles se encuentran en las frutas y verduras son necesarias para una buena salud. ¿Quién dijo que el jugo no tiene fibra? El jugo tiene la forma soluble pectina y gomas, que son excelentes para el tracto digestivo. La fibra soluble también ayuda a reducir los niveles de colesterol, estabilizar el azúcar en el torrente sanguíneo, y mejorar las bacterias intestinales beneficiosas.

Ácidos grasos esenciales. Hay muy poca grasa en los jugos de frutas y verduras, pero la grasa que contienen los jugos son esenciales para la salud. Los ácidos grasos esenciales (AGE) presentes en los jugos, particularmente el ácido linolénico y el alfalinolénico, cumplen funciones como componentes de las células nerviosas, las membranas celulares, y unas sustancias parecidas a las hormonas denominadas prostaglandinas. También son necesarios para la producción de energía. Podemos obtener más ácidos grasos esenciales a través del consumo de algunas especies de pescado, la linaza, las nueces, y otros alimentos.

Vitaminas. El jugo fresco está lleno de vitaminas. Junto con los minerales y las enzimas, las vitaminas participan en las reacciones químicas. Por ejemplo: la vitamina C participa en la producción de colágeno, uno de los tipos de proteína principales que se encuentra en el cuerpo. Los jugos frescos son excelentes fuentes de vitaminas solubles en agua, como la vitamina C, y muchas de las vitaminas B, así como algunas vitaminas solubles en grasa como la vitamina E y los carotenos (conocido como provitamina A), que se convierten en vitamina A cuando el cuerpo lo necesita, y la vitamina K.

Minerales. El jugo fresco está cargado de minerales. Hay alrededor de dos docenas de minerales que nuestro cuerpo necesita para funcionar bien. Los minerales, junto con las vitaminas, son componentes de las enzimas. Ellos forman parte de los huesos, los dientes y el tejido sanguíneo, y ayudan a mantener la función celular normal. Los principales minerales incluyen: calcio, cloruro, magnesio, fósforo, potasio, sodio y azufre. Los minerales traza son aquellos que se necesitan en cantidades muy pequeñas. Ellos incluyen: boro, cromo, cobalto, cobre, flúor, manganeso, níquel, selenio, vanadio y zinc. Los minerales están presentes en formas inorgánicas en el suelo, y las plantas los incorporan en sus tejidos al absorberlos a través de sus pequeñas raíces. Como parte de este proceso, los minerales se combinan con moléculas orgánicas en formas fácilmente absorbibles. Los alimentos de origen vegetal son por lo tanto una excelente fuente dietética de minerales. Se cree que la ingesta de jugos proporciona una mejor absorción de minerales que las verduras enteras debido a que el proceso de extracción del jugo hace que los minerales estén disponibles en una forma altamente absorbible, de fácil digestión.

Enzimas. Los jugos frescos están repleto de enzimas, moléculas "vivas" que trabajan con las vitaminas y los minerales para acelerar las reacciones necesarias para las funciones vitales en el organismo. Sin enzimas, no tendríamos vida en nuestras células. Las enzimas están presentes en los alimentos crudos, pero el calor producido por la cocción y la pasteurización, las destruye. La mayoría de los jugos embotellados, aunque estén en los refrigeradores de las tiendas, han sido pasteurizados. Las temperaturas necesarias para la pasteurización están muy por encima del límite de lo que preservaría las enzimas y las vitaminas. Hay algunas opciones que son mucho mejores si no estamos haciendo nuestros propios jugos. Busque jugos creados por procesamiento a alta presión (PAP). Este tipo de procesamiento utiliza un alto nivel de presión fría para destruir los agentes patógenos y garantizar la seguridad alimentaria. De esta forma, se extiende la vida microbiológica del producto sin la aplicación de calor. Suja es una marca que utiliza PAP.

Al comer y beber alimentos ricos en enzimas, estas pequeñas proteínas ayudan a descomponer los alimentos en el tracto digestivo, evitando de ese modo que el páncreas, el intestino delgado, la vesícula biliar y el estómago, que son los que producen enzimas en el cuerpo, tengan un exceso de trabajo. A esta acción se le conoce como la "ley de la secreción adaptiva de las enzimas digestivas". Cuando una parte de los alimentos que comemos es digerida por las enzimas presentes en los mismos alimentos, el cuerpo segrega menos de sus propias enzimas, permitiéndole dedicar la energía que utiliza para la digestión a otras funciones, como la reparación y el rejuvenecimiento. En otras palabras, los jugos frescos requieren muy poco gasto de energía para ser digeridos. Y esa es una de las razones por las que aquellos que comienzan a beber constantemente jugos frescos a menudo informan que se sienten mejor y con más energía de forma inmediata.

Fitoquímicos. Las plantas contienen sustancias que las protegen de las enfermedades, lesiones y de la contaminación. Estas sustancias se conocen como fitoquímicos. *Fito* significa planta y *químico* en este contexto significa nutriente. Hay decenas de miles de fitoquímicos en los alimentos que comemos. Por ejemplo: un tomate promedio puede contener hasta diez mil tipos diferentes de fitonutrientes, siendo el más famoso el licopeno. Los fitoquímicos dan a las plantas su color, olor y sabor. A diferencia de las vitaminas y enzimas, son estables al calor y pueden soportar la cocción. Los investigadores han encontrado que las personas que comen más frutas y verduras, las mejores fuentes de fitonutrientes, tienen una menor incidencia de cáncer y otras enfermedades. Beber jugos vegetales nos proporciona estas sustancias vitales en una forma concentrada.

RECOMENDACIONES SOBRE LOS JUGOS PARA LOS DIABÉTICOS Y PREDIABÉTICOS

A menudo escucho a algunos decir que no pueden tomar jugos porque tienen diabetes. Usted puede hacer jugos de verduras, incluso si tiene problemas de azúcar y de metabolismo, pero debe elegir verduras bajas en azúcar y solo frutas bajas en azúcar, como: limones, limas, manzanas verdes, bayas y arándanos. Las zanahorias y remolachas son demasiado altas en azúcar. Puede añadir una o dos zanahorias a una receta de jugo o un muy pequeño trozo de remolacha, pero los debe diluir con jugo de pepino y vegetales de hojas verdes. Puede utilizar arándanos, fresas, manzana verde, limones y limas, pero otras frutas son más altas en azúcar y deben evitarse. Las bayas son bajas en azúcar, especialmente los arándanos, y se pueden añadir a las recetas de jugos. Las manzanas verdes (como las de tipo Granny Smith o Pippin) son más bajas en azúcar que las manzanas amarillas o rojas. Pero yo no recomiendo que utilice manzanas verdes, a menos que tenga bajo control el nivel de azúcar en la sangre. Trate de que sus jugos y toda su dieta sea muy baja en azúcar.

Yo he trabajado con personas que han revertido la diabetes utilizando jugos de vegetales bajos en azúcar y comiendo muchos más alimentos frescos, además de adoptar una dieta con un bajo índice glucémico y un alto contenido de fibra.

El jugo de vegetales favorece la pérdida de peso

Dos estudios universitarios demostraron que una dieta que contenga de uno a dos vasos de jugo de vegetales al día facilita cuatro veces más la pérdida de peso que una que no integre jugos en la misma dieta. Ambos estudios fueron ensayos controlados aleatorios, con una duración de doce semanas.[11]

En el estudio realizado por la Universidad de California-Davis entre noventa adultos saludables de entre cuarenta y sesenta y cinco años, se encontró que cada persona que bebía al menos dos vasos de jugo de vegetales al día alcanzó la meta de pérdida de peso, contra solo el siete por ciento de los no bebedores de jugo. Los participantes que bebían una o dos tazas de jugo de vegetales por día perdió un promedio de cuatro libras (1.8 kg), mientras que los que no tomaron jugos de vegetales perdieron solo una libra (0.4 kg). Los investigadores también descubrieron que aquellos en el grupo de los jugos de vegetales aumentaron significativamente su ingesta de vitamina C y de potasio y tuvieron un consumo significativamente menor de carbohidratos.[12] Los participantes con presión arterial alta en el límite que bebieron uno o dos vasos de jugo de vegetales al día bajaron su presión arterial de manera significativa.[13]

Los que tomaron jugos de vegetales dijeron que disfrutaron los jugos y se sentían como si estuvieran haciendo algo bueno por sí mismos al beberlos. Según el Dr. Carl Keen, profesor de Medicina Interna y Nutrición de la Universidad de California-Davis y coautor del estudio, "El disfrute es esencial para desarrollar hábitos alimenticios que pueda cumplir durante el largo plazo. A la gente le gustan los jugos de vegetales, y además son cómodos y prácticos, lo que hace que sean fáciles de beber todos los días".[14]

Un estudio del Baylor College of Medicine involucró 81 adultos que bebieron de ocho a dieciséis onzas de jugo de vegetales al día como parte de una dieta de calorías controladas, saludable para el corazón. Ellos mostraron un promedio de cuatro libras perdidas durante un periodo de estudio de doce semanas (1.8 kg) en comparación con aquellos que no bebieron jugo y que solo perdieron una libra. De los participantes en el estudio, casi tres cuartas partes eran mujeres, y el 83 por ciento tenía síndrome metabólico, que representa un conjunto de factores de riesgo, incluyendo exceso de grasa corporal alrededor de la cintura, presión arterial alta, niveles altos de azúcar en sangre, resistencia a la insulina, bajas HDL, y triglicéridos y colesterol.[15] Se estima que 47 millones de estadounidenses tienen alguna combinación de estos factores de riesgo. Si no se corrige a través de una dieta de bajo índice glucémico, este síndrome por lo general se convierte en diabetes.[16] Cuando la mayoría de las personas con síndrome metabólico en el estudio añadieron jugos de vegetales a su dieta, perdieron cuatro veces más peso que aquellas que no bebieron jugo.

JUGOS CON CALORÍAS NEGATIVAS

Beba un vaso de jugo de vegetales antes de cada comida para ayudar a frenar el apetito. Si elige los ingredientes con cuidado, puede obtener un doble dividendo de control del apetito. Las mejores verduras para bajar de peso a través de los jugos son las de *calorías negativas*; es decir, que requieren más calorías para ser digeridas que las que contienen. Elija vegetales de color verde oscuro, brócoli, zanahoria, alcachofas de Jerusalén, hinojo y coliflor. También funcionan los espárragos, el pepino y el apio, que son diuréticos naturales que pueden aliviar la retención de líquidos.

El jugo de vegetales regula el azúcar

Debido a su bajo contenido de azúcar, los jugos de vegetales también pueden jugar un papel importante en la estabilización de azúcar en la sangre, un factor vital en el control del apetito. ¡Eso es algo por lo cual entusiasmarse! El azúcar y los productos de harina refinada (como el pan, los pasteles y la pasta) que se convierten rápidamente en azúcar en el cuerpo, causan picos y bajas en el azúcar en la sangre. Cuando el nivel de azúcar en la sangre es bajo, se puede tener un hambre voraz, y a veces mal humor. El porcentaje de azúcar de un jugo de vegetales es mucho menor que el de un jugo de frutas y la cantidad de calorías es de hasta 50 por ciento menos; sin embargo, el jugo cumple el objetivo de satisfacer la ansiedad de algo dulce. ¡Asombroso! Esto hace de los jugos una parte obligatoria de una dieta exitosa. Experimente con verduras como la col rizada, las acelgas, el repollo combinados con limón y jengibre; o pruebe una combinación de zanahorias, alcachofa de Jerusalén, limón, y jugo de perejil cuando tenga un antojo de carbohidratos. ¡El jugo le dará a su ansiedad un golpe de gracia!

ROCÍE CANELA EN SU JUGO

Varias investigaciones sugieren que las personas con diabetes pueden ver mejoras al añadir de ¼ a 1 cucharadita de canela a su comida. Un estudio de doce semanas realizado en Londres involucró a 58 pacientes diabéticos de tipo 2. Después de doce semanas con 2 gramos (alrededor de ½ cucharadita) de canela al día, los sujetos del estudio habían bajado significativamente los niveles de azúcar en la sangre, así como una reducción significativa de la presión arterial.[17] Los expertos recomiendan la canela de Ceilán sobre la canela cassia común, ya que contiene niveles significativamente más altos de aceite de canela en comparación con las variedades de cassia y más de 200 veces que la cumarina. Es más cara, pero vale la pena.

Cuando usted satisface a su cuerpo con jugos y alimentos ricos en nutrientes, y estabiliza el azúcar en la sangre, el apetito por la comida chatarra, los dulces, y las comidas altas en carbohidratos comienza a desvanecerse. Notará que desaparece la fatiga y aumenta la energía. Al levantarse en la mañana sentirá deseos de ejercitarse y hacer las cosas. Al igual que muchos otros entusiastas de los jugos, también podrá notar que su atención mejorará drásticamente. Esto se debe a que el cerebro está siendo bien alimentado. Cuando comemos alimentos pobres en nutrientes, el cerebro no recibe muchas de las materias primas que necesita para hacer que las reacciones ocurran. Comenzamos a equivocarnos, y caminamos en busca de las llaves del automóvil diez minutos después de haberlas metido en nuestro bolsillo. ¡Ahora podrá decirle adiós a esa mala memoria!

HISTORIA DE ÉXITO

Me diagnosticaron diabetes hace aproximadamente dos meses. Realmente no me gusta tomar el medicamento debido a los efectos secundarios. Mi objetivo era curar mi cuerpo con una buena nutrición para no necesitar medicamentos durante mucho tiempo. Para lograr mi objetivo, dejé de consumir muchos productos lácteos, que son altos en azúcar. En lugar de leche, empecé a beber jugos de verduras recién hechos. También bajé la ingesta de carbohidratos. ¡En treinta días perdí 20 libras (9 kg)! Reduje la dosis del medicamento a la mitad porque mi azúcar en la sangre cayó demasiado bajo. Estaba muy emocionado por la rapidez con que mi cuerpo respondió a los cambios en la dieta. Mi objetivo era eliminar el medicamento por completo y controlar el nivel de azúcar en la sangre tomando buenas decisiones alimenticias.

—Fr. Gregory

Complicaciones en la pérdida de peso para los diabéticos

La resistencia a la insulina, el síndrome metabólico, y un sueño insuficiente son factores que pueden impedir la pérdida de peso.

Resistencia a la insulina

La resistencia a la insulina provoca aumento de peso, ya que altera el metabolismo de la grasa. Cuando las células no absorben el exceso de glucosa en circulación en el torrente sanguíneo, el hígado las convierte en grasa. Y, ¿adivine qué? Las células de grasa normales se cargan con los receptores de glucosa que son sensibles a las señales de insulina. Así, mientras las células de grasa engullen la glucosa, las otras células se "mueren de hambre" por la falta de glucosa. Una persona en este estado se siente mucho más cansada y tiende a comer más alimentos ricos en carbohidratos para tratar de aumentar la energía, lo que complica más la situación. Se convierte en un ciclo frustrante.

Un cuerpo sano es sensible a la insulina, no resistente a la insulina. Hoy en día, la mayor parte de las calorías en la dieta promedio estadounidense provienen de los carbohidratos, siendo muchos de ellos carbohidratos simples; es decir, azúcares en forma de dulces y harina refinada que entran rápidamente en el torrente sanguíneo. El cuerpo tiene que liberar altos niveles de insulina para mantener el nivel de glucosa en la sangre de manera que no se salga de control.

Dejar que su nivel de azúcar aumente demasiado simplemente no es aceptable para su cuerpo. Al exceso resultante de insulina en el torrente sanguíneo se le conoce como hiperinsulinemia. Nuestro cuerpo no fue diseñado para tener altos niveles de insulina prolongados que alteran el metabolismo celular y propagan la inflamación. Con el tiempo, las células dejan de responder a esta señal, y el cuerpo se vuelve resistente a la insulina. Es como llamar a la puerta de una persona hasta el punto de molestia, en que ya nadie responde.

Síndrome metabólico

Aunque el Dr. Gerald Reaven, profesor emérito de la Facultad de Medicina de Stanford, identificó por primera vez el síndrome metabólico en 1998, el componente principal de la obesidad no se enfatizó inicialmente. El síndrome metabólico es una combinación de obesidad, hipercolesterolemia, hipertensión, unidos por una resistencia subyacente a la insulina. Tres de los siguientes rasgos en un individuo significan síndrome metabólico:

- Obesidad abdominal: una circunferencia de cintura de más de 102 centímetros (40 pulgadas) en hombres y más de 88 centímetros (35 pulgadas) en mujeres.
- Triglicéridos séricos elevados: 150 mg/dl o más
- Colesterol HDL bajo: 40 mg /dl o menor en los hombres y 50 mg/dl o menor en las mujeres
- Presión arterial alta: 130/85 o más
- Alto nivel de azúcar en la sangre: una glucemia en ayunas de 110 mg/dl o más (algunos grupos dicen que 100 mg /dl).

El síndrome metabólico también está asociado con el exceso de secreción de insulina. Normalmente, el cuerpo controla la comida que hemos digerido y nuestros niveles de azúcar en la sangre. Nuestras células demandan y liberan insulina en las cantidades adecuadas para nuestras necesidades. La insulina entonces les señala a las células que absorban la glucosa de la sangre. Sin embargo, el consumo excesivo de azúcar y harinas refinadas, la falta de ejercicio, y ciertas tendencias genéticas contribuyen a la resistencia a la insulina y a otras características que conducen al síndrome metabólico.

Un estilo de vida que revierta este síndrome comienza con la implementación de una dieta glucémica baja y evitar *toda* el azúcar.

Elimine el azúcar y reduzca las frutas. Como mencioné anteriormente, prepare solo jugos de frutas bajas en azúcar, como la manzana verde, las bayas, el limón, y la lima. Los edulcorantes, independientemente de su nombre, siguen siendo azúcares. La mayoría de los edulcorantes naturales como la miel, el jarabe de arroz integral, o el jarabe de arce puro, son un poco mejores que los azúcares refinados, ya que tienen algunos nutrientes y no han sido blanqueados y refinados; pero siguen siendo azúcares.

El único edulcorante que puede usar en pequeñas cantidades es la estevia. Pero tenga presente que muchas de las presentaciones de estevia que se consiguen en el mercado tienen azúcar añadida. No se deje engañar, compre estevia pura. Yo recomiendo una llamada Sweet Leaf Vanilla Creme, que se consigue en las tiendas naturistas.

Además, es necesario evitar la cafeína y el tabaco. Incluya suficientes grasas saludables, especialmente las grasas Omega 3, y evite las grasas de origen animal. Limite el uso de sal, y haga ejercicio al menos tres o cuatro veces por semana. Todo esto ayudará a que sus células respondan mejor a la insulina y reviertan la producción excesiva de insulina. El esfuerzo producirá la pérdida de peso. Pero la mejor noticia es que su salud mejorará notablemente.

Sueño insuficiente

En nuestra necesidad de hacer muchas cosas, perdemos una de las necesidades más importantes del cuerpo: el buen sueño. Un tercio de la población duerme solo seis horas y media o menos al día, que es mucho menos de las ocho horas que muchos especialistas recomiendan.

Las investigaciones indican que hay una correlación entre la falta de sueño que muchos estadounidenses experimentan, y los índices de obesidad que afectan a nuestra nación. "Sabemos que la gente usa la comida como un estimulante cuando está cansada, pero al parecer ahora están más hambrientos de lo que pensábamos, y hay una causa hormonal en su problema alimenticio", dice Thomas Wadden, director del Programa de Trastornos del Peso y Desórdenes Alimenticios de la Universidad de Pensilvania en Filadelfia.[18]

La universidad de Columbia estudió los hábitos de sueño de 3682 personas y encontró que aquellos que tenían menos de cuatro horas de sueño al día tenían un 73 por ciento más probabilidades de ser obesos que los que dormían de siete a nueve horas diarias. Los que dormían seis horas al día tenían un 23 por ciento más de probabilidades de ser obesos.[19]

Si usted pensaba que dormir era una pérdida de tiempo, no tiene que sentirse culpable más nunca por eso. Hay hormonas que causan hambre y hormonas que controlan el apetito. Las investigaciones muestran que estas se ven influidas significativamente por la cantidad de tiempo que uno duerme. Esto es lo que los estudios han puesto de manifiesto:

Cinco importantes hormonas que influyen en el apetito pueden salirse de control cuando no se duerme lo suficiente, afectando de manera significativa la cantidad de comida que consumimos.[20] Cuando nos privamos del sueño, nuestro metabolismo realmente sufre, provocando aumento de peso.[21]

Las hormonas que suprimen el apetito y las que lo estimulan se regulan mejor cuando dormimos de siete a nueve horas cada noche.[22]

Cuando comenzamos a tener el sueño suficiente y reparador, dejamos de desear alimentos altos en calorías y ricos en carbohidratos.[23]

Dormir lo suficiente le ayudará a controlar su azúcar en la sangre con más eficacia, lo que le ayudará a controlar su apetito. Incluso una semana de privación del sueño puede desencadenar una especie de diabetes temporal que hace que deseemos los alimentos dulces y otros alimentos que engordan.[24]

Durante un período de años, un patrón de sueño deficiente, junto con malos hábitos alimenticios o estrés crónico, también pueden causar el desarrollo de fatiga suprarrenal. Por ejemplo: alguien que come una gran cantidad de alimentos refinados y azúcar no solo tendrá un desequilibrio en la hormona insulina, sino también en la hormona cortisol. Así como comer mal durante un largo período de tiempo puede conducir a la resistencia a la insulina y, finalmente, a la diabetes, también la secreción constante de cortisol en respuesta a comer mal o tratar con el estrés crónico puede debilitar las glándulas suprarrenales y finalmente producir fatiga suprarrenal.

Del mismo modo, no dormir lo suficiente puede debilitar las glándulas suprarrenales. Muchas personas se quedan hasta tarde viendo televisión, navegando por la internet, hablando con sus amigos, o estudiando. Constantemente se están privando del sueño. Una noche corta ocasional no es un problema, pero si se convierte en algo habitual puede causar grandes problemas en la salud.

¡Alegrarse! Dormir en unos pocos minutos adicionales tiene

sus ventajas. Estudios demuestran que si aumentamos el sueño tan solo treinta minutos cada la noche, las posibilidades de perder peso aumentan exponencialmente.[25]

Es evidente que formar el hábito de tener una buena cantidad de sueño reparador, así como suficiente sueño para satisfacer las necesidades de nuestro cuerpo, puede ser mucho mejor para nuestros objetivos de pérdida de peso que las píldoras dietéticas, y tan importante como hacer ejercicio o comer bien.

Capítulo 4

DEJE EL AZÚCAR

AL MENOS DURANTE las últimas cuatro décadas, los estadounidenses han rechazado las grasas y se han atiborrado de azúcar, que es uno de las principales causantes de diabetes tipo 2, síndrome metabólico y aumento de peso excesivo, así como de otras enfermedades. No nos equivocamos al decir que casi todas las enfermedades, y no solo la diabetes, están relacionadas con el azúcar.[1]

El azúcar, en la cantidad en que la consume el estadounidense promedio (alrededor de 64 libras al año [29 kg]), trastorna continuamente la química del cuerpo y origina un proceso inflamatorio que produce enfermedades. Cuanto menos azúcar comemos, menos inflamación tendremos; así como un sistema inmunológico más fuerte que nos defenderá contra enfermedades infecciosas y degenerativas. El exceso de azúcar en la sangre produce glicación, un proceso mediante el cual una molécula de azúcar se une a una proteína o una grasa y conduce a la formación de productos finales de glicación avanzada (PGA). Los PGA son inflamatorios, y están asociados con la diabetes tipo 2, el envejecimiento, y muchas enfermedades.

No se deje engañar. El azúcar está oculta bajo muchos nombres en los productos procesados: jarabe de maíz alto en fructosa, sólidos de jarabe de maíz, sacarosa, maltosa, dextrosa, fructosa, glucosa, galactosa y lactosa. La mayor parte se encuentra en refrescos y otras bebidas, postres, cereales en caja, barras energéticas, chucherías, alimentos precocidos, y yogur con sabor. En Estados Unidos, la mayor parte del azúcar añadido a los alimentos es el jarabe de maíz alto en fructosa, que se utiliza para endulzar todo, desde galletas y salsas de tomate, hasta refrescos y carnes procesadas, e incluso algunos productos naturales. Se utiliza más que todo porque es muy económica.

Cuando un fabricante quiere endulzar una determinada marca de cereales, por ejemplo, puede hacerlo ya sea utilizando 15 gramos de azúcar o una combinación de 5 gramos de jarabe de malta, 5 gramos de azúcar invertido, y 5 gramos de glucosa. Algunos fabricantes parecen preferir este método debido a que pueden colocar los ingredientes separados en la tabla nutricional, y así hacer creer al público que la cantidad de azúcar en el producto es más pequeña de la que realmente contiene.

Pero, independientemente del nombre, sigue siendo azúcar: jugo de caña evaporado, sólidos de jugo de caña, cristales de caña, Sucanat, dextrina (una molécula de azúcar compleja sobrante de la acción enzimática de almidón), maltodextrina, dextrano, malta de cebada, azúcar de remolacha, caramelo, jarabe de algarrobo, azúcar moreno (azúcar blanco con melaza añadida), azúcar de dátiles, jarabe de malta, malta diastática (enzimas que descomponen el almidón en azúcar), concentrado de jugo de frutas, jugo de frutas deshidratadas, cristales de jugo de frutas, miel de caña, turbinado, jarabe de sorgo, melaza, jarabe de refinería, maltitol, jarabe de arce, azúcar de la roca amarilla, xilitol (producido generalmente de subproductos de la industria de la pulpa de madera o de pulpa de la caña, cáscaras de semillas, u hojas de maíz), y alcoholes de azúcar tales como sorbitol y manitol.

Las personas con diabetes necesitan esta información y también necesitan saber qué hacer cuando un vaso de jugo recién hecho les sea simplemente demasiado ácido para tragarlo. A continuación mencionaré algunos edulcorantes alternativos sanos (para ser utilizados en cantidades limitadas, por supuesto):

- Estevia (recomiendo la Sweet Leaf Vanilla Creme).
- Azúcar de coco y néctar de coco.

- Xilitol hecho de corteza de abedul (evitar el xilitol extraído de subproductos de la industria de la pulpa).
- Pequeñas cantidades de jarabe de arce puro
- Pequeñas cantidades de miel pura artesanal

EL JARABE DE MAÍZ DE ALTA FRUCTOSA HACE QUE EL CEREBRO NECESITE COMIDA

El estadounidense promedio consume 145 libras (65 kg) de jarabe de maíz alto en fructosa por año. ¡Es sorprendente que no todos sean obesos y diabéticos! Una nueva investigación demuestra exactamente cómo el jarabe de maíz de alta fructosa "se salta" los sistemas de balance de energía normales en el cuerpo, haciendo que el cerebro desee más comida, debido a que no registra las calorías del jarabe de maíz de alta fructosa.[2] También hay investigaciones que indican que el jarabe de maíz de alta fructosa enciende la señalización genética que promueve la formación y acumulación de grasas, que puede resultar en obesidad, resistencia a la insulina y diabetes tipo 2.[3]

¿Y los edulcorantes artificiales?

Muchas personas con diabetes piensan que pueden satisfacer su gusto por el dulce de manera segura a través de edulcorantes artificiales, pero esa no es una buena idea. Por el bien de su salud, y no solo por su peso, evite por completo todos los edulcorantes artificiales, ya que pueden causar diversos problemas de salud. Y si usted cree que ayudan a perder peso, mire las investigaciones. La gente que utiliza sustitutos del azúcar en realidad ganan más peso que los que utilizan azúcar.[4] El uso tanto del azúcar como de los sustitutos del azúcar, sigue siendo una muy mala elección para el mantenimiento de su peso, así como para su salud.

Según el fallecido Dr. H. J. Roberts, el peor de todos edulcorantes artificiales es el aspartamo (nombre de marca, NutraSweet). El Dr. Roberts emprendió una campaña de décadas de duración contra el uso de aspartamo en productos como: aguas saborizadas, gaseosas, mezclas de bebidas en polvo, salsas de cocina, medicinas para niños, gomas de mascar, edulcorantes de mesa, y otros productos "sin azúcar", citando los riesgos específicos para las madres embarazadas y lactantes, y sus hijos. Llamó al resultado de su uso la "enfermedad del aspartamo", y advirtió particularmente sobre sus manifestaciones en niños pequeños, que incluyen: dolores de cabeza, convulsiones, pérdida inexplicable de la visión, erupciones cutáneas, asma, problemas gastrointestinales, obesidad, pérdida de peso, hipoglucemia, diabetes, adicción (probablemente en gran parte debido al alcohol metílico), hipertiroidismo y una serie de características neuropsiquiátricas. Esto último incluye: fatiga extrema, irritabilidad, hiperactividad, depresión, comportamiento antisocial (incluido el suicidio), bajo rendimiento escolar, deterioro de la inteligencia, y tumores cerebrales. Estas manifestaciones tienden a magnificarse en pacientes con hipotiroidismo no reconocido (tiroides poco activa), hipoglucemia (reacciones por un bajo nivel de azúcar en la sangre), diabetes, y la fenilcetonuria (PKU).[5]

Un diagnóstico de diabetes o de prediabetes es una preocupación urgente de salud, así que ¿por qué arriesgarnos más mediante la sustitución de edulcorantes artificiales por otros azúcares? Tanto yo, como muchos otros que hemos logrado reducir el deseo de cosas dulces, podemos dar fe de que la solución es decidir no consumir más dulces. ¡Usted *puede* contener su paladar, aunque no lo crea!

Frutas recomendadas

La dulzura de la fruta es un asunto diferente dentro de las directrices del índice glucémico. Como mencioné en el capítulo anterior, hay algunas frutas que utilizadas para hacer jugos que son aceptables (hasta cierto punto) en su menú para la diabetes.

Los jugos tienden a concentrar muchos ingredientes, pero usted podría necesitar más de la ración típica para conseguir el sabor y el volumen deseado. Por lo tanto, hasta que tenga el nivel de azúcar en la sangre bajo control, le recomiendo que utilice las frutas que contienen menos azúcar, como los limones, las limas y los arándanos. Las bayas son también más bajas en azúcar que muchas otras frutas, por lo que los arándanos, las fresas, las frambuesas y las moras, se pueden utilizar. Como verá en algunas recetas más adelante en este libro, una técnica para diluir las frutas con un alto contenido de azúcar es mezclándolas con jugo de pepino o vegetales de hojas verdes.

Usted puede añadir arándanos a muchos de sus jugos para mejorarlos y al mismo tiempo impulsar la pérdida de peso. Si compra estas bayas cuando están en temporada, puede congelarlas en paquetes para tenerlas a mano cuando no estén disponibles.

Otra ventaja con respecto a los arándanos es que pueden ayudarle a deshacerse de la grasa del abdomen debido al alto nivel de fitoquímicos (antioxidantes) que contienen. Un estudio encontró que los arándanos son útiles en la prevención de la diabetes tipo 2 y que los beneficios son aún mayores cuando se combinan con una dieta baja en grasas.[6] Por otra parte, los arándanos también pueden ayudar a combatir el endurecimiento de las arterias y mejorar la memoria. Asegúrese de comprar solo arándanos orgánicos, ya que su piel puede contener residuos de plaguicidas.

Los limones son una maravilla. La adición de una sola cucharada de jugo de limón recién exprimido a su vaso de agua, ensalada o sopa, no solo hará que sepa mejor, sino que le ayudará a prevenir la ansiedad y mantener los niveles de insulina bajo control. Los limones Meyer, disponibles en el invierno, son mis favoritos porque son más dulces. Un té de limón caliente con una pizca de cayena es una excelente manera de empezar el día;

y hará que el hígado, el órgano encargado de quemar la grasa, funcione en la mañana. Es también un diurético natural que ayuda a eliminar toxinas del organismo. Además, ayuda al proceso digestivo y previene el estreñimiento. También puede ayudar a aliviar la acidez. Basta con añadir una cucharada de jugo de limón fresco al agua y beberla con sus comidas (el limoneno, un compuesto presente en los limones, ayuda a cortar la producción de ácido estomacal. Los limones son muy alcalinizantes).

LA TRISTEZA DEL AZÚCAR

La alimentación y el estado de ánimo están definitivamente conectados. Está comprobado que el azúcar causa decaimiento del ánimo. En 1975, William Dufty escribió el libro *Sugar Blues* (La tristeza del azúcar). Lo que dijo en su libro dio en el blanco, y eso era cuando no teníamos azúcar en casi todo lo que compramos. Hace poco devolví un paquete de pavo orgánico en rodajas porque, para mi absoluta sorpresa, contenía azúcar. Parece que desde que nuestra nación entró en la fiebre de deshacerse de las grasas, le hemos estado poniendo azúcar a casi todo. El resultado es que la depresión está en aumento, junto con las enfermedades cardíacas, el cáncer y la diabetes.

Jugos con un índice glucémico bajo

La palabra "jugo" se refiere a mucho más que jugos de naranja, toronja o cualquier otro jugo de frutas en el menú del desayuno. Algunos jugos son verdes como la hierba. Algunos son calientes y hormigueantes en la lengua. ¡A mí me encanta explorar nuevas combinaciones de sabor y sus beneficios para la salud! En este libro descubrirá diversas recetas de deliciosos jugos satisfactorios que le harán olvidar que alguna vez tuvo un problema de adicción al dulce.

El objetivo de la persona con diabetes es preparar jugos de frutas y vegetales con un índice glucémico bajo. Los alimentos con un índice glucémico bajo, especialmente los carbohidratos crudos, pueden ayudar a controlar el azúcar en la sangre, el apetito, y el peso. Aunque son útiles para todos, son especialmente útiles para quienes sufren de diabetes tipo 2, prediabetes, hipoglicemia, resistencia a la insulina, y síndrome metabólico. Los alimentos con un índice glucémico bajo son absorbidos más lentamente, permitiendo que la persona se sienta llena durante más tiempo, y por lo tanto menos propensa a comer de más. Los expertos en comidas crudas han encontrado que los carbohidratos crudos, como los jugos de vegetales, son mejor tolerados que los carbohidratos cocinados, ya que no provocan las ansias adictivas de los alimentos cocinados. Los expertos creen que las enzimas en los alimentos crudos juegan un papel importante en la manera en que estimulan la pérdida de peso, como lo hacen en el tratamiento de la obesidad.[7]

Los beneficios de los jugos de bajo índice glucémico son numerosos. Para repasar: Los alimentos con un índice glucémico alto elevan los niveles de azúcar en la sangre, haciendo que nuestro cuerpo segregue insulina en exceso, conduciendo a la acumulación de grasa. El índice glucémico ayuda a los diabéticos a controlar el nivel de azúcar en la sangre y a perder peso.

Una investigación publicada en el *Journal of the American Medical Association* afirma que los pacientes que perdieron peso con una dieta de índice glucémico bajo, mantuvieron el peso durante más tiempo que los pacientes que perdieron la misma cantidad de peso con una dieta baja en grasas.[8] Las dietas basadas en el IG clasifican los carbohidratos según la manera en que ciertas cantidades de un alimento determinado elevan el nivel de azúcar en la sangre (los investigadores determinaron a cuánto se eleva el nivel de azúcar en la sangre con una porción de 50 gramos de carbohidratos en comparación con un control. Ver el apéndice B). Prácticamente todos los carbohidratos se convierten en glucosa y causan un aumento temporal en los niveles de glucosa en sangre. A esto se le conoce como respuesta glucémica. Sin embargo, algunos alimentos elevan los niveles de glucosa en la sangre más que otros. La respuesta glucémica se ve afectada por muchos factores, incluyendo la cantidad de alimentos, la cantidad y el tipo de carbohidratos, ya sean cocidos o crudos (y si son cocinados, la forma de cocción), y el grado de procesamiento. A cada alimento se le asigna un número de índice de 1 a 100, con 100 como la puntuación de referencia para la glucosa pura. Por lo general, el índice glucémico se clasifica como alto (superior a 70), moderado (56-69) y bajo (menos de 55) (ver "índice glucémico y carga glucémica" en el capítulo 2).

También desintoxican

Recuerde que los químicos pueden interferir con su capacidad para equilibrar el azúcar en la sangre y metabolizar el colesterol y que, con el paso del tiempo, estos cambios pueden conducir a la resistencia a la insulina. "Este descubrimiento científico debería ser noticia de primera plana —dice el Dr. Mark Hyman—, pero nadie está hablando de ello porque no hay medicamentos para tratarla. En la búsqueda por conquistar las dos mayores epidemias de nuestro tiempo, la diabetes y la obesidad, hemos de dirigir nuestra atención a la pesada carga que las toxinas ambientales ponen sobre nuestros cuerpos".[9] Las toxinas ambientales ejercen un gran peso en la ganancia de peso (valga la redundancia) y también en la diabetes.[10]

El Dr. Hyman continúa diciendo que si el sistema de desintoxicación del cuerpo no está funcionando bien, los residuos se acumulan. Con el tiempo, la acumulación de residuos se parece a cuando los recolectores de basura se ponen en huelga y no recogen la basura. Los residuos se acumulan, creando un caldo de cultivo para las enfermedades. Vivimos en un ambiente tóxico, rodeados de sustancias químicas que nuestro cuerpo no está diseñado para procesar. Si desea conocer más sobre la preocupante manera en que los productos químicos acechan los límites de nuestro cuerpo, lea el Informe Nacional del Centro para el Control de Enfermedades y Prevención sobre la exposición humana a sustancias químicas ambientales. En un reciente informe de los científicos del Centro encontraron que casi todas las personas examinadas estaban colmadas de una gran cantidad de sustancias químicas dañinas, incluyendo retardantes de llama almacenados en el tejido adiposo y bisfenol A (BPA), una sustancia que se encuentra en los productos plásticos. Hasta los bebés están contaminados.[11] En 2004, el Grupo de Trabajo Ambiental analizó la sangre del cordón umbilical de diez recién nacidos. En ella estaban presentes 287 sustancias químicas, de las cuales, 217 eran neurotóxicas (tóxicas para los nervios o para el tejido nervioso).[12]

Piense en su cuerpo como lo haría con su automóvil. ¿Qué pasaría si nunca le cambiara el aceite o los filtros de aceite? Es lo mismo con su cuerpo. Para mantenerlo marchando buen ritmo como un automóvil en buen estado, es necesario limpiar periódicamente la sangre y sus sistemas de filtración, que son los órganos de eliminación. Si usted está luchando para bajar de peso a pesar de comer bien y hacer ejercicio, las toxinas pueden estar interfiriendo con el metabolismo de su cuerpo. Hay muchas cosas que puede hacer cuando se trata de sacar la basura de su cuerpo.

Debido a toda la contaminación del medio ambiente en nuestro mundo, y a nuestra ocasional, o tal vez continua elección de alimentos poco saludables, los procesos normales del cuerpo pueden estar sobrecargados. Sustancias tóxicas, mucosidad y congestión se quedan atrapados en nuestros tejidos y en los espacios de los tejidos. Nuestro cuerpo intenta protegernos encerrando las toxinas en el moco y las células de grasa, y se aferra a esas células de grasa para salvarnos. Es posible que no seamos capaces de perder peso a menos que limpiemos nuestro cuerpo primero. Lo mismo vale para sentirnos bien y lograr una salud óptima.

Se estima que el adulto promedio tiene entre cinco y diez libras (de 2.2 a 4.5 kg) de desechos tóxicos acumulados en sus células, tejidos y órganos; en particular en el colon (¡De cinco a diez libras que nos harían sentir muy bien si las perdemos!). Las sustancias tóxicas que se acumulan en el cuerpo pueden debilitar y congestionar nuestros órganos y sistemas de eliminación y conducir a enfermedades como el cáncer. También pueden estropear nuestros objetivos de pérdida de peso. Si seguimos una dieta muy estricta que obliga al cuerpo a deshacerse de las células de grasa para poder sobrevivir, recuperaremos ese peso cuando detengamos el programa.

Las toxinas se obtienen no solo del medio ambiente y la elección de alimentos poco saludables, sino también de los subproductos internos del metabolismo o "endotoxinas". Las endotoxinas en nuestros cuerpos se mezclan con las toxinas ambientales, y producen un conglomerado de cosas desagradables nadando dentro de nosotros. Esta sopa tóxica está compuesta de productos químicos, pesticidas, residuos de medicamentos, metales pesados y aditivos alimentarios, junto con los subproductos de la digestión; así como de levaduras, hongos y parásitos. Este material puede acumularse dentro del cuerpo como la suciedad en el interior de las tuberías domésticas. Si no se descompone y se elimina, se almacena en el cuerpo. Al cuerpo le gusta almacenar esta mezcla en las células grasas; que es uno de los lugares más seguros para ponerla. Si es necesario, puede incluso crear más de estas unidades de almacenamiento.

Este material tóxico también puede enturbiar el trabajo de órganos como el hígado y los riñones. Se puede encontrar en el intestino grueso y el delgado. Y se esconde en la membrana mucosa de los pulmones y los senos paranasales. También se deposita en la piel y los huesos. Además, estas toxinas se distribuyen en las células y tejidos del cerebro, donde pueden causar un montón de problemas cognitivos y emocionales, como confusión y arrebatos emocionales.

Las toxinas nos hacen sentir enfermos y débiles, producen sobrepeso, le impiden al cuerpo luchar adecuadamente contra las infecciones, y causan dolor en los músculos y las articulaciones. Las moléculas tóxicas conocidas como radicales libres dañan las células, creando numerosos problemas de salud y acelerando el envejecimiento. Por ello es que es tan crucial limpiar periódicamente el cuerpo.

¿QUÉ GRADO DE TOXICIDAD TIENE USTED?

¿Tiene síntomas de toxicidad? Tome la siguiente prueba de toxicidad y sume un punto por cada síntoma que lo describa. Pero aunque usted no consiga ningún punto, es bueno desintoxicar el cuerpo por lo menos una vez al año. Es como cambiar el aceite de su automóvil. Usted no espera hasta que el automóvil comienza a tener problemas, sino que cambia el aceite para mantenerlo "libre de síntomas". A medida que limpie cada órgano de eliminación, mejorará su salud, se sentirá más fuerte, lucirá más joven, y permanecerá libre de síntomas.

- Molestias y dolores
- Reflujo
- Artritis
- Hinchazón y gases
- Celulitis
- Estreñimiento
- Mareos
- Problemas emocionales y mentales

- Dolores de cabeza
- Desequilibrios hormonales
- Incapacidad para perder peso
- Indigestión
- Irritabilidad
- Falta de energía y fatiga
- Exceso de peso
- Envejecimiento prematuro
- Inquietud
- Sinusitis
- Problemas de la piel
- Sentimientos estresantes
- Dificultad para dormir o insomnio
- Problemas visuales
- Debilidad

La eliminación de las toxinas

No se desespere si obtuvo un puntaje alto en la prueba de toxicidad. Los jugos crudos y los alimentos vivos están repletos de antioxidantes que se adhieren a las toxinas y las sacan del organismo. Los antioxidantes se adhieren a los "malos" como el Pac-Man en el videojuego se come a cada punto.

Para deshacerse de las toxinas acumuladas, introduzca programas específicos de desintoxicación en su dieta de jugos y su alimentación. Usted puede leer detalladamente sobre estos planes en mi libro *Juicing, Fasting, and Detoxing for Life* y escuchar acerca de ellos en mi DVD, *Detoxing for Health*. Le ayudaré a poner en práctica estas limpiezas con mi curso en línea "30-Day Detox Challenge". Puede encontrar más información sobre estos productos de desintoxicación en mi página de internet "The Juice Lady".[13]

Los jugos de vegetales frescos deben formar parte integral de su estilo de vida porque promueven la salud en una variedad de formas. La concentración de vitaminas, minerales, fitonutrientes, biofotones, y enzimas que proporcionan le dan al cuerpo resistencia adicional y estimulan el sistema inmunológico. Mi recomendación es que beba dos vasos de jugo de vegetales cada día. Lo mejor es beber un vaso en la mañana y otro en la tarde o antes de la cena. Si este horario no es posible, entonces tómelos cuando pueda. Puede prepararlos la noche anterior y llevárselos en una botella de acero inoxidable o termo. Puede almacenarlos (cubiertos) en el refrigerador hasta por veinticuatro horas sin que pierdan cantidades significativas de nutrientes, aunque a medida que pase el tiempo irán perdiendo más nutrientes. Si usted está realmente ocupado, puede exprimir una buena cantidad y congelarlo en recipientes de vidrio individuales (consejo: no llene los frascos hasta la parte superior porque pueden estallar cuando se congelen).

El té verde puro (sin azúcar), el té blanco, o el té de hierbas son otros grandes complementos de un estilo de vida saludable. Pero la antigua H2O, pura por supuesto, es la mejor de todas. Un buen purificador de agua es una gran inversión (si lleva agua purificada al trabajo o en la carretera, llévela en una botella de acero inoxidable o de vidrio para evitar que las toxinas del plástico se transfieran al agua).

Si le gusta el agua carbonatada, compre la que es carbonatada naturalmente como la S. Pellegrino o la Apollinaris, en vez de las variedades comerciales gasificadas.

Sea cual sea su decisión, evite por completo los refrescos, porque es como tomar caramelos líquidos con productos químicos cáusticos añadidos como para corroer las uñas. Los refrescos están cargados de azúcar o edulcorantes artificiales, y numerosos estudios los han relacionado con el aumento de peso y otros problemas de salud. En la misma línea, cuidado con los tés endulzados embotellados, las bebidas energéticas, las bebidas deportivas y el agua con infusión de vitaminas.

El azúcar no es su amigo

Como usted bien sabe, en su lucha permanente contra la diabetes, el azúcar no es su amigo. Sin embargo, no puede desarraigar el azúcar de su vida si usted no sabe donde se esconde. Aprenda a leer las etiquetas.

Más importante: aprenda qué alimentos frescos son mejores para usted. Puede parecer demasiado complicado aprender sobre la "carga glucémica" y nuevas formas de combinar los alimentos saludables en su dieta con jugos frescos, aperitivos y comidas, pero bien valdrá la pena si con ello logra que el nivel de azúcar en su sangre esté bajo control y mantenerlo estabilizado.

Negar las demandas de su gusto por lo dulce no es un alto precio a pagar. Después de todo, la salud de todo su cuerpo está en juego.

OCHO RAZONES PARA DESHACERSE DEL AZÚCAR

He aquí algunas *razones importantes* que lo motivarán a deshacerse del azúcar en su dieta.

- El azúcar causa diabetes, así como problemas en los riñones y cardíacos. El exceso de azúcar puede dañar la capacidad del páncreas de funcionar correctamente.
- El azúcar es un importante contribuyente a la inflamación. La inflamación es una causa principal de enfermedades coronarias y de casi todas las demás enfermedades.
- El azúcar engorda. Está cargada de calorías que se almacenan en las células grasas.
- El azúcar es tóxica.

- El azúcar elevará su nivel de colesterol. Durante años nos dijeron que era la grasa la que elevaba nuestro colesterol, pero el azúcar es peor.
- El azúcar lo pone nervioso. Existe una clara relación entre el exceso de azúcar y trastornos como la ansiedad, la depresión y la esquizofrenia, debido a los altos niveles de insulina y adrenalina que se liberan con el consumo de azúcar.
- El azúcar destruye los dientes. Aumenta las bacterias en la boca que erosionan el esmalte.
- El azúcar suprime el sistema inmune. El azúcar supera a la vitamina C en las células inmunes y las debilita.
- El azúcar arruga. Un alto contenido de azúcar daña el colágeno, la capa justo debajo de la piel que le da apariencia juvenil.

Capítulo 5

¿POR QUÉ UNA DIETA A BASE DE JUGOS?

Así que le he convencido de la importancia de perder peso, desintoxicarse y eliminar el azúcar de su dieta como un medio para mejorar su salud en general y ayudar a controlar sus niveles de azúcar en la sangre. "Pero, ¿por qué con jugos? —Podría usted objetar—. ¿No es que los jugos no son buenos para las personas que tienen problemas de metabolismo del azúcar, porque liberan los nutrientes demasiado rápido? He escuchado que los jugos son una de las maneras más rápidas de elevar el azúcar en la sangre".

Sí, usted puede usar jugos si utiliza verduras bajas en azúcar, y frutas como limones y bayas. La clave para mantener controlado el nivel de azúcar en la sangre es equilibrar lo que consume. Los jugos son una extraordinaria manera de obtener una cantidad increíble de nutrientes de una forma rápida y sabrosa. Pero es importante combinarlos con una dieta que tenga un índice glucémico bajo, que sea alta en fibra, y en ocasiones alta en proteínas para ayudar a su organismo a estabilizar el azúcar en la sangre.

¿Cuántas veces le ha pasado que come, y al rato se siente cansado y adormecido? Sin duda, esos alimentos no fueron una buena opción. Sin embargo, por lo general seguimos comiendo las mismas cosas una y otra vez, a pesar de que no nos ayudan a sentirnos mejor, con más energía, o más despiertos. Coma alimentos que le beneficien. Los jugos naturales, especialmente los jugos de vegetales frescos, nunca le caerán mal, ya que proveen energía, vitalidad y un mejor rendimiento mental.

Espero poder inspirarle para hacer de la preparación de jugos un hábito diario.

Todo sobre la preparación de jugos

Quiero darle más información sobre la preparación de jugos, de modo que usted pueda comenzar. En primer lugar voy a explicar el equipo necesario. Luego le explicaré cómo elegir sus ingredientes para que pueda tomar los mejores jugos en el mundo en su propia cocina.

Cómo escoger el exprimidor de jugos adecuado

La elección de un exprimidor que sea adecuado para usted puede marcar la diferencia entre preparar jugos todos los días o no querer preparar jugos más nunca, así que es importante conseguir uno que se adapte a su estilo de vida.

A menudo algunas personas me preguntan si pueden usar su licuadora como exprimidor. Mi respuesta es: *No puede utilizar una licuadora para hacer jugos, independientemente de cuán poderosa o cara sea.* Un exprimidor separa el líquido de la pulpa (la fibra insoluble). La licuadora licúa todo lo que se coloca en ella, sin separar la fibra insoluble del jugo. Si le gustaría echar zanahoria, remolacha, perejil, y pulpa de apio en su jugo para añadirle fibra, le puedo decir por experiencia que es como una papilla con sabor a jugo.

Para preparar los mejores jugos, que son los jugos que disfrutará y beberá todos los días, necesitará un exprimidor. ¿Cuál es el mejor? ¡El que va a utilizar todo el tiempo! Busque las siguientes características:

- *Que tenga los caballos de fuerza adecuados (CF).* Recomiendo un exprimidor de 0,3 a 0,5 CF. Las máquinas débiles deben funcionar a altísimas rpm (revoluciones por minuto). Las rpm de una máquina no reflejan con exactitud su capacidad para trabajar efectivamente, porque se calculan cuando el exprimidor está funcionando por sí solo, y no mientras prepara jugo. Cuando colocamos vegetales en una máquina de baja potencia, el número de revoluciones se reduce drásticamente, y a veces el exprimidor hasta se detiene por completo. Yo he "matado" algunas máquinas con el primer jugo de apio que he hecho.

- *Que sea eficiente extrayendo jugos.* Yo he usado diversos extractores que desperdiciaban mucho del producto porque se quedaba demasiado jugo en la pulpa. No deberíamos poder sacar el jugo de la pulpa. Algunas máquinas tienen demasiadas rpm, y la pulpa sale demasiado húmeda. Podemos gastar mucho dinero en producto con un extractor ineficiente.
- *Que sostenga la velocidad de la hojilla durante el funcionamiento.* Busque una máquina que tenga un circuito electrónico que sostenga la velocidad de la hojilla durante el proceso de extracción.
- *Que pueda procesar todo tipo de productos.* Asegúrese de que la máquina pueda trabajar con vegetales duros, así como con verduras delicadas. Asegúrese de que no necesite una pieza especial para cítricos. Para preparar jugos de germinado de trigo (hablaremos de ello más adelante), necesitará un extractor para germinado de trigo, o un exprimidor que presione el jugo, como una máquina de barrena simple o doble, también conocida como extractor masticador. Tenga en cuenta que se requiere más tiempo para usar las máquinas que exprimen germinado de trigo junto con otros vegetales y frutas. Algunas también requieren más tiempo de limpieza.

- *Que tenga un tubo de alimentación grande.* Asegúrese de que la máquina tenga un tubo de alimentación grande si usted no cuenta con mucho tiempo para dedicarlo a hacer jugos. Cortar los productos en pequeños trozos antes de exprimirlos toma tiempo. Los exprimidores masticadores tienen pequeñas aberturas en la parte de arriba.
- *Que expulse la pulpa.* Prefiera un extractor que expulse la pulpa hacia un receptáculo. Este diseño es mucho mejor que aquellos en los que toda la pulpa se queda adentro de la máquina y luego tiene que ser extraída con una cuchara. Los extractores que mantienen la pulpa en el centro de la máquina en vez de expulsarla no pueden extraer jugo de forma continua. Necesitará detener la máquina frecuentemente para limpiarla. Un buen consejo es colocar en el contenedor una bolsa de plástico, como esas que puede conseguir gratuitamente cuando compra sus verduras y vegetales, para no tener que lavarlo cada vez que lo use. Cuando termine de usarlo, puede desechar la pulpa o utilizarla para cocinar.
- *Que sea fácil de limpiar.* Busque un extractor que tenga pocas partes que limpiar. Cuanto más partes tenga el extractor y más complicado sea lavarlas, más tiempo se tomará en limpiarlo y armarlo. Esto hará menos probable que utilice la máquina a diario. Asegúrese también de que las partes puedan lavarse sin problemas en el lavaplatos automático. A mí se me hace fácil simplemente enjuagar las partes y dejar que se sequen. En cuanto a la canasta de las hojillas, es realmente útil rociarlas si usted cuenta con un grifo rociador en su fregadero. De esta manera le retirará

los residuos de fibra rápidamente. Luego tome un cepillo de cerdas suaves y cepille ambos lados rápidamente bajo el chorro de agua.

Directrices para la preparación de jugos

La extracción de jugos es un proceso sencillo. Aunque usted no sea un cocinero, los podrá preparar. Pero por muy sencillo que sea, es importante tener en cuenta algunas directrices para obtener los mejores resultados.

- *Lave bien todas las verduras antes de exprimirlas.* Existen productos para limpiar frutas y verduras en muchos supermercados y tiendas naturistas. Corte todas las partes que contengan moho, o que estén golpeadas o dañadas en las frutas y los vegetales.
- *Pele bien las naranjas, las mandarinas, las toronjas y los tangelos antes de exprimirlos.* Las cáscaras de estos cítricos contienen aceites volátiles que pueden ocasionar problemas digestivos, como dolor de estómago. Si el limón y las limas son orgánicos puede exprimir las cáscaras, pero le dan un sabor diferente que no es de mis favoritos para las diferentes recetas. Yo generalmente los pelo. Deje toda la parte blanca en los cítricos como le sea posible, ya que contiene más vitamina C y bioflavonoides. Los bioflavonoides trabajan con la vitamina C; se necesitan mutuamente para crear la mejor absorción de las células inmunes. Si utiliza mangos, pélelos siempre, ya que la cáscara contienen un irritante que es perjudicial cuando se consume en grandes cantidades.
- *Pele todos los productos que no estén etiquetados como orgánicos*, a pesar de que la mayor concentración de nutrientes está en y cerca de la piel. Por ejemplo:

los pepinos no orgánicos a menudo son encerados, atrapando los pesticidas. Usted no quiere cera o pesticida en su jugo. Las cáscaras y las pieles de las frutas y verduras fumigadas contienen la mayor concentración de pesticidas.

- *Retire las pepas, corozos y semillas duras* de las frutas como melocotones, ciruelas, albaricoques, cerezas y mangos. Las semillas más suaves de los pepinos, naranjas, limones, limas, sandías, melones, y manzanas pueden ser procesadas sin ningún problema. Debido a su composición química, no procese muchas semillas de manzana para los niños menores de dos años, pero no deben causar problemas en los niños mayores y los adultos.
- *Puede procesar sin problemas tallos y hojas* como los de la remolacha, las coronas de las fresas, y las hojas de apio, que también contienen nutrientes. No procese, sin embargo, las hojas de la zanahoria o de ruibarbo, porque contienen sustancias tóxicas. Muchas recetas especifican envolver algunos de los productos en hojas de verduras más grandes como las hojas de lechuga, de manera de insertarlas fácilmente en el exprimidor.
- *Corte las frutas y verduras en secciones o trozos que quepan en el tubo de alimentación de su extractor.* Aprenderá con la práctica lo que se puede añadir entero y qué tamaños funcionan mejor para su máquina. Si el tubo de alimentación es grande, no tendrá necesidad de cortar los vegetales.
- *Tenga en cuenta que algunas frutas y verduras no se procesan bien.* La mayoría de los vegetales contienen una gran cantidad de agua, lo cual facilita exprimirlos. Las verduras y frutas que contienen menos

agua, como los aguacates, no son tan fáciles de exprimir. Sin embargo, pueden utilizarse en batidos y sopas frías después de haber procesado primero otros productos, y luego vertiendo el jugo en una licuadora y añadiendo el aguacate, por ejemplo, para hacer una sopa cruda. Es posible exprimir mangos, pero producirán un jugo espeso.

- *Beba su jugo tan pronto como pueda después de prepararlo, a fin de obtener la mayor cantidad de nutrientes.*
- *Prepare el jugo con antelación si es necesario.* Si no se puede beber el jugo de inmediato, almacénelo en un recipiente hermético, como un termo u otro recipiente opaco, y guárdelo en el refrigerador si es posible. Lo puede almacenar un máximo de veinticuatro horas. La luz, el calor y el aire destruirán los nutrientes rápidamente. Tenga en cuenta que cuanto más tiempo espere antes de beberlo, más nutrientes perderá. Si el jugo se vuelve marrón, se ha oxidado y ha perdido una gran cantidad de su valor nutricional. Deséchelo, ya que podría estar dañado. Beba sus jugos al poco tiempo de haberlos preparado.
- *Congele los jugos que prepare con antelación.* No todo el mundo puede hacer jugos todos los días. Así que prepárelos cuando pueda. Tal vez sea durante el fin de semana. Puede congelar los jugos en recipientes individuales, como frascos de vidrio. Asegúrese de no llenarlos hasta el tope, porque al congelarse se expanden y se rompen.

¿Y la fibra?

Tal vez usted se está preguntando: "¿Y no necesitamos la fibra que se pierde en el jugo?". Es cierto que tenemos que comer verduras, frutas, germinados, legumbres y cereales integrales por la fibra. Las frutas y verduras enteras contienen fibra insoluble y soluble. Ambos tipos de fibra son muy importantes para incluirlos en su dieta. Es cierto que la fibra insoluble se pierde cuando preparamos jugos. Sin embargo, la fibra soluble está presente en los jugos en forma de gomas y pectinas. La fibra soluble es excelente para el tracto digestivo. También ayuda a reducir el colesterol en la sangre, estabilizar el azúcar en la sangre y mejorar las buenas bacterias intestinales.

No se preocupe por la fibra que se pierde cuando prepara los jugos. Piense en toda la nutrición adicional que está recibiendo. El jugo fresco es uno de los mejores cócteles de vitaminas que podemos beber. Probablemente no necesite tantos suplementos nutricionales cuando tome jugos, por lo que ahorrará dinero a largo plazo. Beba su jugo como una adición inteligente a su dieta rica en fibra.

Aunque antes se creía que una gran cantidad de nutrientes se perdían junto con la fibra después de extraer el jugo (porque se quedaban con la fibra), esta teoría ha sido refutada. El Departamento de Agricultura de EE. UU. analizó doce frutas y se encontró que el 90 por ciento de los nutrientes antioxidantes que midieron se encontraban en el jugo en lugar de la fibra.[1] Esto hace del jugo fresco un gran suplemento en la dieta.

¿Qué cantidad de vegetales se necesita?

La gente a menudo me pregunta si se necesita un cargamento de productos para preparar un vaso de jugo. En realidad, si está usando un buen exprimidor, necesitará una cantidad sorprendentemente pequeña. Por ejemplo: un pepino grande produce un vaso de ocho onzas de jugo. De los siguientes artículos, cada uno rinde aproximadamente cuatro onzas de jugo: una manzana grande, de tres a cuatro tallos de apio, o una naranja grande. La clave es conseguir un buen exprimidor que deje la pulpa seca. Yo he usado exprimidores que expulsan la pulpa muy húmeda. Cuando volví a procesar la pulpa a través del exprimidor, dio más jugo y la pulpa aún estaba húmeda. Si el número de rpm es demasiado alto o el exprimidor no es eficiente en otras formas, se desperdiciará una gran cantidad de producto.

¿Y el costo? Dependiendo de la zona del país y de la disponibilidad de productos, es probable que gaste entre dos y tres dólares y medio por cada vaso de jugo. Esto puede sonar alto, pero lo cierto es que más bien vamos a ahorrar (además, hacer jugos en casa es muy económico en comparación a lo que le costaría tomarlos en la calle, donde fácilmente puede pagar entre seis y nueve dólares por un vaso de jugo natural). En primer lugar, nadie puede comerse en una sola sentada la cantidad de verduras que caben en un vaso de jugo (créame, ¡yo lo he intentado!) Gracias a los jugos, seguramente necesitará menos suplementos vitamínicos o medicamentos como analgésicos, somníferos, antiácidos o medicamentos para el resfriado, la tos y la gripe. Ya no se enfermará tanto como antes. Gracias a las propiedades de los jugos naturales, que fortalecen el sistema inmunológico y que combaten las enfermedades, podrá mantenerse sano durante todo el año.

LA IDEA ES NO DESPERDICIAR NADA

Comience a utilizar en sus jugos las partes de los vegetales que normalmente desecha, como los tallos de brócoli, la base del coliflor, los duros tallos de los espárragos, las hojas de los rábanos, las hojas del colirrábano, los tallos del cilantro, los tallos del perejil, los tallos de las espinacas, el peciolo de la col rizada, y cualquier otra parte que pueda procesar y que de otra manera desecharía. Añada estas partes a diversas recetas de jugo. Si las agrega en cantidades limitadas, ni siquiera notará que están allí. Esta es una manera de ahorrar, que de paso es buena para su salud.

Guarde la pulpa de los vegetales y agréguela a sus sopas (no utilice más de dos tazas por sopa). Pruebe algunas de las recetas de postres que aparecen en mi libro *The Juice Lady's Sugar Knockout,* como los brownies de remolacha (utilizando pulpa de remolacha) o las bolas de pulpa de chocolate y maní (utilizando pulpa de zanahoria). También puede guardar la pulpa de vegetales para alimentar a sus pollos (hace que los huevos tengan yemas brillantes de color amarillo). También puede usarla como abono en su jardín.

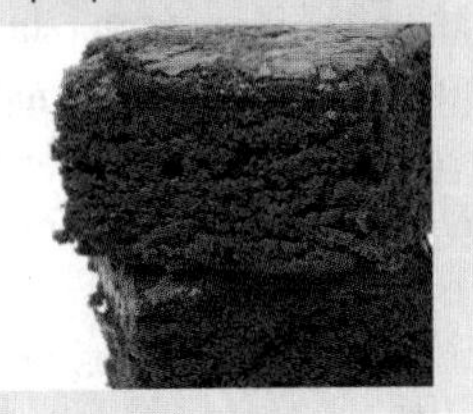

El poder de los jugos verdes

Además de algunos de los pasos básicos descritos en el capítulo 3 que usted puede tomar para alcanzar la meta de perder peso, hay alimentos específicos que puede agregar a su programa de pérdida de peso que marcarán una gran diferencia en ayudar a su cuerpo a quemar grasa. Estos súper alimentos pueden ayudarle a tener éxito y le darán enormes dividendos de salud al mismo tiempo. *En primer lugar en la lista están los jugos verdes: la cura número uno contra la grasa.*

Para celebrar su programa número cien, el Dr. Oz sirvió en el estudio de televisión su jugo verde favorito a un centenar de personas que, combinados, habían perdido trece mil libras (casi seis mil kilogramos). Esta mezcla de pepino, manzana y hojas verdes inició una nueva ola de interés en los jugos verdes para la pérdida de peso. Pero, ¿por qué los jugos verdes funcionan tan bien? El Dr. Oz afirma que compensan el hecho de que la mayoría de nosotros simplemente no estamos recibiendo suficientes nutrientes en nuestras comidas. Añade: "Sabemos que debemos tener por lo menos cinco raciones de vegetales de hojas verdes y frutas todos los días, así que hacemos una bebida verde para las mañanas.[2]

Hay evidencia que sugiere que incluso si nos tomamos el tiempo para masticar hasta cinco tazas de verduras cada día, no obtendríamos todos los beneficios de ellas como lo haría consumirlo en forma de jugos. El proceso mecánico de extraer el jugo de las verduras rompe las paredes celulares de las plantas y hace que la absorción sea mejor que aunque la mastiquemos treinta veces antes de tragarlas. Tomar jugos es como lanzar canicas en lugar de pelotas de tenis contra una malla: las frutas y verduras en jugo pasan por el sistema digestivo de una manera en que las "pelotas de tenis" (los grandes trozos de comida) no pueden.

La mejor noticia es que los jugos contienen micronutrientes que se absorben fácilmente, y que harán mucho *más* que adelgazarle. Mejorarán su salud y su bienestar general. ¿Cómo? Hay razones científicas detrás del poder transformador de los jugos verdes que explican por qué estos ayudan a energizar el cuerpo, a acelerar el metabolismo, a adelgazar rápidamente, y a mejorar la salud. Tiene que ver con los nutrientes que contienen.

Magnesio

Los vegetales verdes, ricos en magnesio, aumentan nuestra energía. Un estudio británico que comparó el metabolismo de dos gemelas encontró que la ingesta de magnesio en su dieta fue la variable más importante que determinó sus niveles de adiponectina.[3] La adiponectina es una hormona de las células grasas que promueve la sensibilidad a la insulina. Esta hormona ha ganado recientemente la atención de los investigadores debido a su capacidad reguladora de la glucosa y el metabolismo de las grasas. Un nivel elevado de adiponectina está asociado con un aumento de la sensibilidad a la insulina y a la quema de grasas. La adiponectina también parece trabajar en estrecha colaboración con la leptina, una hormona que ayuda a controlar el apetito y aumenta el metabolismo. A medida que se pierde peso con los jugos verdes, esta hormona, que es producida en las células grasas, mejora, debido a la influencia positiva de las frutas y las hortalizas frescas. La adiponectina también ayuda a regular la inflamación, lo que, en consecuencia, ayuda a prevenir el aumento de peso, el desarrollo de diabetes tipo 2, o de enfermedades coronarias.

La ingesta nutricional de una persona debe incluir suficiente magnesio con el fin de mantener los niveles de adiponectina. Esto apunta a la deficiencia de magnesio (que es común en Estados Unidos), como una clara contribución a los problemas que tiene la gente con el control de su peso. El magnesio también desempeña un papel clave en la lucha contra el estrés y la ansiedad, el apoyo a un sueño reparador, la prevención del síndrome de piernas inquietas, y el aumento de la energía.

Además, el magnesio ayuda a prevenir la acumulación de grasa. Cuando el magnesio está bajo, las células no reconocen la insulina. Como resultado, la glucosa se acumula en la sangre y luego es almacenada como grasa en lugar de ser quemada como combustible.

Las plantas verdes, que son ricas en magnesio, son muy superiores a los suplementos de magnesio porque las partículas en los suplementos son un poco grandes para que el cuerpo las pueda absorber por completo (yo estoy a favor de tomar suplementos de magnesio si es necesario, pero como un complemento de una dieta rica en magnesio.) Las plantas verdes toman minerales inorgánicos del suelo a través de sus pequeñas raíces y los incorporan en sus células. Se convierten en partículas orgánicas que son mucho más pequeñas y más fáciles de absorber por el cuerpo. Se estima que más del 90 por ciento de los minerales de la planta son liberados hacia las células cuando tomamos jugos de vegetales. Así que exprimamos todas esas hojas de berza, de acelga, de remolacha, de perejil, y de espinaca, que son las cinco que contienen más magnesio, además del colinabo, la col rizada, el diente de león, las lechugas de color verde oscuro, y las hojas de mostaza.

VEGETALES RICOS EN MAGNESIO

- Acelga
- Berza
- Hojas de remolacha
- Perejil
- Espinacas
- Hojas del colinabo
- Col rizada
- Diente de león
- Lechuga (verde oscura)
- Hojas de mostaza

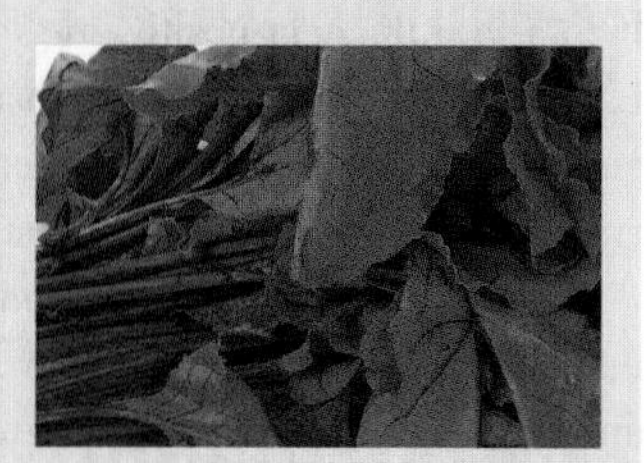

Vitamina K

Además, el alto nivel de vitamina K en las hojas verdes ayuda a promover la producción de osteocalcina, una hormona que aferra el calcio en el interior de los huesos, y aumenta tanto la secreción como la sensibilidad a la insulina. También aumenta el número de células productoras de insulina, al tiempo de que reduce los depósitos de grasa. Un estudio encontró que el riesgo de fractura de cadera en mujeres de mediana edad se redujo significativamente debido al consumo de vegetales ricos en vitamina K. La revista *American Journal of Clinical Nutrition* afirma que "las mujeres que consumieron lechuga una o más veces al día tenían significativamente 45 por ciento menos riesgo de fractura de cadera que las mujeres que consumían lechuga una o menos veces por semana".[4]

Beta-caroteno

Los vegetales de hojas verdes son también ricos en beta-caroteno, un compuesto que puede ser convertido en vitamina A en el cuerpo, según sea necesario. Los vegetales verdes contienen nutrientes que ayudan a la función inmune, y además son una muy buena fuente de hierro y de calcio. Sin embargo, la acelga, las hojas de remolacha, y la espinaca no son consideradas buenas fuentes de calcio debido a su alto contenido de ácido oxálico, un compuesto natural que interfiere con la absorción de calcio. Esto no quiere decir que debemos evitar consumirlos, ya que son ricos en muchos otros nutrientes como la clorofila, el magnesio, y la vitamina K, sino que es mejor incluirlos con otras verduras que son ricas en calcio absorbible, como la col, la col rizada, las hojas de nabo, el perejil y los berros.

El sulforafano

El sulforafano es un compuesto presente en el brócoli que puede ayudar a revertir el daño que inflige la diabetes en los vasos sanguíneos. Estimula la producción de enzimas que protegen los vasos sanguíneos y reduce el número de moléculas que causan daño a las células, conocidas como especies reactivas de oxígeno (ROS), hasta en un 73 por ciento.

Usted puede procesar todas las partes del brócoli, incluyendo los tallos. Puede añadirlos a la mayoría de las recetas y cosechar las recompensas. Son totalmente aprovechables y muy nutritivos.

Otros nutrientes

Los vegetales de hojas verdes oscuras son ricos en luteína, zeaxantina y otros carotenoides necesarios en el cristalino del ojo y la región macular de la retina. Ayudan a proteger los ojos contra las cataratas y la degeneración macular, las dos principales causas de ceguera en las personas mayores. La luteína y la zeaxantina también reducen el riesgo de ciertos tipos de cáncer, como el cáncer de mama y el cáncer de pulmón. Y también pueden contribuir a la prevención de enfermedad coronaria y accidentes cerebrovasculares.

En resumen, los vegetales de hojas verdes ofrecen el néctar de la vida. Inclúyalos frecuentemente en sus recetas de jugos. ¡Se hará fanático de ellos! Hay muchas verduras de hojas verdes para elegir: la berza, las acelgas, la col rizada, la col negra, las espinacas, lechugas como la lechuga romana, el berro, el perejil, las hojas de la remolacha, el diente de león y las hojas de los colinabos. Estos vegetales son algunas de las opciones más saludables que usted puede utilizar para sus jugos.

LOS VEGETALES DE HOJAS VERDES AYUDAN A REDUCIR EL RIESGO DE DIABETES TIPO 2

Debido a su alto contenido de magnesio y su bajo índice glucémico, los vegetales de hojas verdes también son valiosos para las personas con diabetes tipo 2. Un estudio reveló que un aumento de tan solo una porción a una porción y media diaria de vegetales de hojas verdes, se asoció con una reducción del 14 por ciento del riesgo de desarrollar diabetes.[5]

Como hemos visto, el jugo verde tiene muchos beneficios para el organismo. Además de ayudar a perder peso, aumenta la energía y mejora la salud en general. Esto se traduce en más productividad y más deseos de hacer ejercicio, por lo que se quemarán más calorías y se construirá más músculo.

Recuerde que cuanto más rápido se tome el jugo después de prepararlo, más nutrientes obtendrá. Sin embargo, puede almacenar el jugo y sin perder demasiados nutrientes manteniéndolo frío, como por ejemplo en un recipiente aislado o en un recipiente tapado en el refrigerador. También puede congelarlo.

ESTIMULE SU METABOLISMO

Para impulsar su metabolismo al máximo posible únicamente con vegetales verdes, busque formas de incluir estos tres ingredientes en sus jugos.

- *Vinagre de sidra de manzana*: Un estudio de 2009 mostró que el vinagre reduce el peso corporal, la grasa corporal y los niveles de triglicéridos. Resulta que el vinagre de sidra de manzana puede ayudar a su cuerpo a quemar 3.7 libras (1.6 kg) en un período de doce semanas.[6]
- *Canela*: Ayuda a regular los niveles de azúcar en la sangre, por lo que el exceso de grasa no se acumula. Esto lo logra al controlar los niveles de insulina.
- *Pimienta de Cayena*: Acelera el metabolismo. El componente que hace el trabajo es la capsaicina, que eleva la temperatura del cuerpo y causa un aumento en el metabolismo.
- La siguiente receta utiliza los tres ingredientes:

Elixir condimentado de vinagre de manzana[7]

24 oz. de agua purificada
¼ de taza de vinagre de manzana
½ cucharadita de pimienta de cayena
1 cucharadita de canela
1 cucharadita de miel pura
Jugo de medio limón

Mezcle todos los ingredientes en la licuadora a velocidad baja.

El germinado de trigo

¿Es bueno el germinado de trigo? A veces es lo primero en lo que se piensa cuando alguien dice "jugo verde". El germinado de trigo (nombre científico: *Triticum aestivum*) es una hierba de la familia del trigo.[8] Por lo general, se consume crudo (en jugo, como veremos más adelante), y es una excelente fuente de vitaminas y minerales, incluyendo: vitaminas A, C, E, K, complejo B, hierro, calcio, magnesio, selenio, aminoácidos, y clorofila.[9]

De acuerdo con un artículo de la página de internet Livestrong, titulado: "Los beneficios del germinado de trigo para la diabetes":

El germinado de trigo cumple un papel indiscutible en la mejora de los niveles de glucosa y de los lípidos, así que puede ser utilizado de forma efectiva en el tratamiento de la diabetes, sugiere un equipo de investigación en un estudio publicado en la edición de diciembre de 2009 en el *Journal of Herbal Medicine and Toxicology* [...]. Los investigadores encontraron que añadir 15 gramos de germinados de trigo a ciertos alimentos, bajó significativamente el IG [índice glucémico] de esos alimentos y, por lo tanto, mejoró los niveles de glucosa en la sangre. Los niveles en sangre de algunas grasas llamadas triglicéridos también mejoraron en los participantes que consumieron germinado de trigo.[10]

Usted puede comprar jugo de germinado ya preparado, o germinado de trigo en polvo, o puede comprar los germinados recién cosechados en las tiendas o supermercados naturistas, e incluso sembrarlos usted mismo. Los germinados de trigo recién cortados se mantienen frescos en el refrigerador alrededor de una semana.

Para poder procesar el germinado de trigo en jugo, necesitará un exprimidor de germinado de trigo o un exprimidor que presione el jugo, como un extractor de engranaje simple o doble, conocido como extractor centrífugo. Ahorre tiempo por adelantado: extraer el jugo del germinado de trigo junto con otras verduras y frutas toma más tiempo de lo que se requiere con otro tipo de extractores. Algunos de los exprimidores de germinados de trigo también requieren más tiempo para ser limpiados.

Dele una oportunidad al germinado de trigo combinándolo con los ingredientes de las siguientes recetas.

Germinado de trigo ligero

Aunque el germinado de trigo es más efectivo cuando se consume por sí solo, algunas personas simplemente no pueden tolerar su sabor. Esta receta la diseñé para ayudar en este sentido. En nuestros retiros servimos jugo de germinado de trigo dos veces al día con media cáscara de limón o una pizca de canela.

1 manzana verde, lavada
1 puñado de germinado de trigo, enjuagado
2-3 ramitas de menta, enjuagados (opcional)
½ limón, lavado y pelado si no es orgánico

Corte los productos según el tamaño del tubo de alimentación de su extractor. Comience con el jugo de manzana y luego los demás ingredientes. Revuélvalo. Sírvalo en un vaso y bébalo tan pronto como sea posible. Para una persona.

Germinado de trigo con agua de coco

1-2 onzas de jugo de germinado de trigo
8 oz. de agua de coco

Prepare el jugo de germinado de trigo y sírvalo en un vaso. Añada el agua de coco y revuélvalo. Para una persona.

Batidos

Además de los jugos, usted puede hacer batidos saludables para ayudar a controlar el azúcar en la sangre y mejorar su salud. Con un exprimidor no podrá hacer batidos, así que necesitará una licuadora. Los batidos son un excelente complemento para una dieta saludable, ya que tienen una textura cremosa a la que se puede añadir un poco de proteína. Los batidos verdes (hechos de vegetales de color verde oscuro ricos en nutrientes) son los mejores para aquellos que están cuidando tanto su peso como la carga glucémica en su dieta. Los batidos son ideales cuando se desea incluir ingredientes como leche de coco, polvo de proteínas, nueces, o tofu.

Véase el capítulo 7: "Recetas útiles para la diabetes: Jugos y batidos", para una lista de deliciosas recetas de jugos y batidos que le ayudarán a perder peso y a mantenerse saludable.

Capítulo 6

LOS ALIMENTOS VIVOS MARCAN LA DIFERENCIA EN LA DIABETES

En mi libro *The Juice Lady's Living Foods Revolution* explico en detalle cómo elegir y combinar los "alimentos vivos" para mejorar y mantener la salud y la vitalidad. En este capítulo quiero aplicar lo que he aprendido para mejorar, si no revertir, la diabetes y la prediabetes. Algunos expertos afirman que la diabetes tipo 2 puede ser completamente revertida siguiendo cuidadosamente un régimen con un bajo índice glucémico que incluya la ingesta de jugos.[1] Yo estoy convencida de que los diabéticos tipo 1 se pueden beneficiar de una aplicación concienzuda de los mismos principios. He conocido a diabéticos de tipo 1 que han mejorado enormemente su padecimiento con este tipo de dieta.

Los alimentos refinados y procesados son los principales culpables. Cuando consumimos una gran cantidad de alimentos refinados (que significa comer una gran cantidad de azúcar y productos de harina refinada) se desarrolla un desequilibrio en la hormona insulina. Con el tiempo, la mala alimentación puede llevar a la resistencia a la insulina y, finalmente, a la diabetes. Esto tarda años en desarrollarse, pero no tiene por qué ocurrir. Si usted comienza a comer de forma sana ahora, su cuerpo (y su familia) se lo agradecerán para siempre.

Además de aprender cómo comprar y preparar los alimentos que necesita, debe resistir la tentación de comprar jugos ya preparados y refrescos (especialmente). En su lugar, ¡haga sus propios jugos frescos en casa! Nunca recurra a los refrescos de dieta para perder peso y combatir la diabetes, ya que son más peligrosos para su salud de lo que usted piensa. El *San Antonio Heart Study*, un estudio comunitario llevado a cabo durante veinticinco años por la University of Texas Health Science Center en San Antonio, encontró que cuantos más refrescos de dieta bebe una persona, *mayor* es su probabilidad de tener sobrepeso u obesidad; y el peso añadido es un factor de riesgo importante para el desarrollo de diabetes tipo 2. Sharon Fowler, profesora asociada en este estudio, afirmó: "En promedio, por cada refresco de dieta que los participantes bebieron por día, aumentó en 65 por ciento su propensión a tener sobrepeso durante los próximos siete u ocho años, y en 41 por ciento su propensión a convertirse en obesos".[2]

¿Qué son los alimentos vivos?

Los alimentos vivos son aquellos que antes de ser cocinados están vivos y llenos de nutrientes. También se les conoce como alimentos crudos. Podemos plantarlos, recogerlos, germinarlos, o simplemente comerlos. Sea como sea recibimos vida, ya que la vida engendra vida. Estos alimentos son su "norte verdadero", su vía de acceso a la salud en una jungla de estragos dietéticos, alimentos contaminados y confusión sobre qué y cómo comer.

¿Qué clase de alimentos constituyen una bendición para la salud? ¿La carne de animales criados sin antibióticos, hormonas de crecimiento, o estrés? ¿Los productos lácteos pasteurizados con su proteína desnaturalizada y grasas dañadas? ¿Los vegetales cocinados o procesados saturados de pesticidas y conservantes? ¿O tal vez los alimentos procesados llenos de "buenas promesas de salud". Quizás sea la larga lista de pastillas recetadas que salen de las mandíbulas de empresas farmacéuticas.

Mis queridos amigos, hemos sido completamente engañados y manipulados por la publicidad. La buena salud se obtiene como resultado de consumir alimentos integrales, sin procesar; comida limpia, la mayoría de ella viva y cruda. Estos alimentos están repletos de nutrientes, agua y fibra que arrastran con las toxinas, residuos y la "suciedad" de nuestras células y fluidos intercelulares. Nos ayudan a prevenir enfermedades y a curar las enfermedades que padecemos.

Los alimentos vivos son alimentos básicos en su forma cruda. Cocinar los alimentos generalmente acaba con sus nutrientes, por lo que es lógico pensar que los alimentos no cocinados proporcionan más beneficios. Usted no tiene que convertirse en un fanático de los alimentos crudos para beneficiarse de ellos. Yo no lo soy. Yo le estoy animando es a incluir más alimentos crudos en su dieta, de manera que constituyan un poco más de la mitad de los alimentos que comemos todos los días. Los jugos y batidos verdes representan una manera de ayudar a alcanzar ese objetivo con facilidad.

Otros dos términos para los alimentos crudos o vivos son "alimentos reales" y "alimentos integrales". Estos alimentos son lo contrario a aquellos que son creados por el hombre, mezclados en fábricas y convertidos en productos que son cualquier cosa menos reales o integrales. Estos productos se han convertido en la base de la dieta estadounidense, pero no deben ser llamados alimentos y no deberían formar parte de la dieta de nadie. Son productos procesados, despojados de sus nutrientes naturales y atestados de químicos para alargar su vida útil, facilitar su transporte y poder almacenarlos durante más tiempo. Después de ser cultivados en campos extensos y saturados de pesticidas y fertilizantes artificiales, los valores nutritivos de las plantas se reducen aún más durante el tratamiento y almacenamiento, por lo que los alimentos procesados deben ser fortificados con vitaminas y minerales sintéticos. Se les añaden aromas para mejorar el sabor, ya que el proceso hace que lo pierdan. Estos alimentos son a menudo adictivos y cancerígenos, debido a que son despojados de todos los nutrientes necesarios para la función celular. Solo proveen calorías vacías que se almacenan en forma de grasa debido a que el cuerpo no puede utilizarlas para satisfacer sus necesidades. Estos productos han hecho de Estados Unidos la nación más sobrealimentada y, sin embargo, la más desnutrida del mundo.

Los alimentos reales son los alimentos que son menos procesados. Son los más cercanos a su estado natural y, por lo tanto, conservan la mayoría de sus nutrientes y proporcionan los mayores beneficios para la salud. Son más nutritivos cuando se cosechan después de que han madurado, y saben también mejor, ya que conservan la diversidad natural de su sabor. Tienen su contenido de nutrientes y de antioxidantes completos. Los alimentos cultivados orgánicamente, en temporada, y localmente, son la opción más saludable.

Elegir sabiamente

Lo ideal sería que pudiéramos cosechar una gran parte de nuestra propia comida, y así controlar todas las etapas del proceso, desde la preparación del suelo hasta la cosecha. Pero la realidad es que eso no solo no es imposible para la mayoría de la gente en términos de tiempo y libertad financiera, sino que también depende de los límites de la geografía y el clima. Lo mejor es encontrar fuentes confiables de una amplia variedad de alimentos con el fin de cubrir nuestras necesidades nutricionales.

Quiero ayudarle a tomar las mejores decisiones posibles en cuanto a los alimentos que adquirirá, a través de consejos que le ayudarán a descartar las infinitas opciones de alimentos poco saludables que colman las estanterías y los congeladores de los supermercados. Nuestra misión es elegir alimentos vivos que sean también limpios, frescos, e integrales. Alimentos que llenen de vida nuestro cuerpo. Aunque no creo solo tenemos que comer alimentos crudos (sin cocinar) para estar sanos, sí creo que debemos elegir alimentos integrales que proporcionen todos los nutrientes que necesitamos.

Compre "inteligentemente". La mayoría de los alimentos

en las tiendas de comestibles convencionales no le dan vida al cuerpo; por lo tanto, comprar inteligentemente es la clave para una alimentación saludable.

Planifique. Esta es la mejor manera de evitar elegir alimentos pobres cuando no hay nada que comer y sienta hambre. Si usted planifica sus comidas y compra con antelación, tendrá comida a la mano y una idea aproximada de cuándo y cómo prepararla. Esto le dará una mejor oportunidad de tener éxito en su estilo de alimentación con alimentos vivos. Si algo inesperado ocurre, tanga un plan B para comer alimentos nutritivos que pueda descongelar, alimentos deshidratados que ya estén preparados, o una comida o merienda que pueda preparar rápidamente, preferiblemente un batido o jugo.

Elija alimentos vivos. Los jugos crudos y los alimentos vivos están llenos de una abundancia de nutrientes, incluyendo biofotones, que es la energía de los rayos de luz que las plantas reciben del sol. Cuando los alimentos son cocinados, destruimos estos rayos de energía o los disminuimos. Cuanta más luz es capaz de almacenar un alimento, más beneficioso será. Las frutas y verduras cultivadas de forma natural, que han madurado bajo el sol, son poderosas fuentes de energía de la luz. Numerosas partículas diminutas de luz, o biofotones, las unidades de luz más pequeñas, se abren camino hasta nuestras células cuando comemos esos alimentos. Estas le proporcionan a nuestro cuerpo información importante, y controlan procesos complejos, como el ordenamiento y la regulación de nuestras células.[3]

Cuando bebemos un vaso de jugo de vegetales frescos y nuestra alimentación se basa en alimentos vivos más que en comida cocinada o procesada, todo nuestro entorno interno cambia. A medida que consumimos más alimentos vivos necesitamos menos calorías, ya que los biofotones ayudan a acelerar la mitocondria de las células, esos pequeños hornos de energía que bombean el trifosfato de adenosina (ATP), la energía que es utilizada por las células. También alimentan nuestro ADN, el cual almacena aproximadamente el 90 por ciento de los biofotones que se encuentran en las células. La manera en que los biofotones llevan la información biológica de la planta a nuestro cuerpo es como descargar un *software* o como pedirle a un técnico que arregle de forma remota cosas que nosotros no podemos corregir por nuestra propia cuenta en nuestra computadora. Así como el técnico corrige los errores en el equipo, los biofotones ayudan a corregir los errores que se han producido dentro del cuerpo.[4]

COMA UNA VARIEDAD DE ALIMENTOS

Los alimentos crudos son útiles por sus nutrientes superiores, pero si usted no es vegano, puede elegir una combinación de alimentos crudos, algunos alimentos cocinados, y algunos productos de origen animal que sean orgánicos, alimentados con pasto y en libertad. Coma muchos vegetales ricos en fibra y busque fuentes de proteínas de alta calidad. Es posible que necesite un poco de proteína animal, a menos que comience a consumir solo alimentos crudos y se enfoque realmente en conseguir suficientes proteínas de calidad a partir de semillas, frutos secos, germinados y vegetales con hojas de color verde oscuro.

Opte por los alimentos más frescos que pueda encontrar y que hayan sido cultivados en forma orgánica; con el fin de obtener las mejores frutas, verduras y legumbres; evitar los pesticidas tóxicos; y obtener una mayor nutrición.

Compre de productores locales siempre que sea posible. Sus productos son más frescos que otros que sean transportados de otros lugares. Muchos productores locales ofrecen dejarle una caja de productos en la puerta cada semana. Visite las páginas de internet de los cultivadores orgánicos en su área. Y si selecciona el producto de temporada, será la comida más fresca que podrá encontrar. Las verduras y las frutas compradas en las tiendas de comestibles normalmente emiten menos biofotones debido a la pérdida que sufren durante el transporte y almacenamiento. Los químicos, gases, o el tratamiento de calor que se utiliza para madurar o conservar las frutas y las verduras, reduce aún más la cantidad de biofotones y nutrientes disponibles. La irradiación, que es un tratamiento de radiación con rayos gamma que se hace con el fin de aumentar la vida útil de los alimentos, conduce a la destrucción total de los biofotones y muchos nutrientes. Podemos estar comprando frutas y verduras atractivas en el mercado, pero su biofotones, enzimas, y contenido de vitaminas puede estar cerca de cero. Los aguacates, por ejemplo, son tratados térmicamente con el fin de madurarlos; pero si el calor está por encima de los 118 grados Fahrenheit (47º C), mata las enzimas, las vitaminas y los biofotones, que es la fuerza de la vida de las células. La mayoría de las almendras requieren ser pasteurizadas, pero incluso las almendras crudas pueden haber sido sometidas a pasteurización, eliminando así su contenido de biofotones y reduciendo de sus nutrientes.

LA LUZ AFECTA LOS NUTRIENTES

Cuando usted escoge sus productos en el supermercado, ¿selecciona los que están al frente del estante, o busca entre los que están en la parte posterior, con la esperanza de que estén más frescos y menos manoseados? Si cree que las mejores frutas y verduras son las que están escondidas, un nuevo estudio podría convencerle de elegir sus frutas

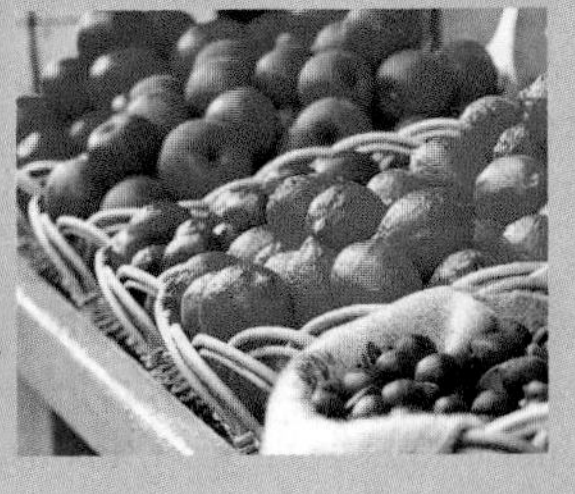

y verduras de forma diferente. Científicos del Departamento de Agricultura de EE. UU. (USDA) recomiendan que los consumidores seleccionen sus productos de los que reciben más luz, que por lo general se encuentran en la parte delantera o en la parte de arriba de las estanterías. Los investigadores encontraron, por ejemplo, que las espinacas que estaban expuestas a luz constante durante el almacenamiento, tenían muchos más nutrientes que las espinacas que estaban continuamente en la oscuridad. Los científicos dijeron que la luz afecta el sistema fotosintético de las hojas, lo que resultó en un aumento de las vitaminas C, E, K y ácido fólico.[5]

Compre en mercados agrícolas. Las frutas y vegetales más frescos pueden ser adquiridos en los mercados agrícolas, granjas locales, y hasta en su propio jardín, donde usted puede tener las mejores verduras silvestres. Tal vez usted tenga en su propio patio los alimentos más saludables, sin saberlo, como el diente de león.

La calidad de la proteína en los vegetales está relacionada con la cantidad de nitrógeno en el suelo. Los fertilizantes químicos convencionales añaden nitrógeno adicional, aumentando la cantidad de proteínas, pero reduciendo su calidad. Los suelos tratados orgánicamente liberan nitrógeno en cantidades más pequeñas durante un tiempo más largo que los fertilizantes convencionales. Como resultado, la calidad de la proteína a partir de cultivos orgánicos es mejor en términos de nutrición humana. De hecho, los estudios muestran que los productos cultivados orgánicamente son más altos en todo tipo de nutrientes.[6]

Elija productos autóctonos y plantas silvestres tanto como le sea posible. Cuanto más comamos estas plantas, más alta será la calidad de la nutrición que obtendremos. Los alimentos silvestres como el diente de león, las ortigas, la bardana, la acedera, ensaladas verdes salvajes y la bolsa de pastor ofrecen nutrientes que no se encuentran en ningún otro lugar. Tenga en cuenta también que si las personas se han adaptado a comer plantas silvestres durante cientos de miles de años, entonces pueden surgir problemas cuando tratamos de comer frutas y verduras híbridas y genéticamente modificadas. Nuestra fisiología no está programada para ello.

Cuando las plantas comerciales son hibridadas, van perdiendo la información biológica original contenida en su ADN. Esto es lo que también las hace más susceptibles al ataque de enfermedades, insectos y parásitos. Seguidamente, a los agricultores se les dice que necesitan rociar sus cultivos con productos químicos altamente tóxicos para matar las plagas. Es un ciclo destructivo que a la final lo que afecta es nuestra salud. Cuantos más alimentos ricos en nutrientes consumimos, más satisfechos estaremos y los antojos disminuirán. Esto tendrá un efecto positivo en el manejo de nuestra salud y del peso (además, tendrá efectos positivos en los trabajadores del campo, en los animales y en nuestra tierra).

Compre diversos vegetales de colores brillantes. Estos están llenos de nutrientes satisfactorios. Coma muchas sopas, ensaladas, germinados, vegetales de tallo y verduras al vapor; junto con el consumo de jugos de verduras y batidos verdes, y el consumo de platos de alimentos crudos. Evite los vegetales horneados tanto como le sea posible, ya que hornearlos hace que se caramelice el azúcar, aumentando su contenido de azúcar. Limite las verduras que tienen un alto contenido de almidón, como las papas, las batatas, los ñames, o las calabazas de invierno a no más de tres veces por semana, hasta que controle su azúcar en la sangre. Si va a cenar afuera, o es una ocasión especial y simplemente no puede resistirse a comer papa, la mejor opción es la papa roja (que tiene menos carbohidratos). Si sucumbe a una papa al horno, que es muy alta en carbohidratos, cómala con un poco de grasa, como la mantequilla. Esto ayudará a disminuir la velocidad a la que el azúcar entra en el torrente sanguíneo.

Lleve a casa algunas frutas bajas en azúcar. Siete de las mejores frutas que puede elegir son los limones, las limas, los aguacates, los tomates, las manzanas verdes, las bayas y los arándanos. Los aguacates son una excelente fuente de ácidos grasos esenciales y de glutatión (un poderoso antioxidante), además de tener un poco de proteína. Contienen más potasio que los plátanos. Los tomates son una rica fuente de vitamina C, beta-caroteno, potasio, molibdeno, y una de las mejores fuentes de licopeno. La función antioxidante del licopeno incluye su capacidad para ayudar a proteger las células y otras estructuras en el cuerpo del daño que produce el oxígeno. Ha sido vinculado en investigaciones en seres humanos con la protección del ADN dentro de los glóbulos blancos de la sangre. Para aprovechar al máximo el licopeno, elija tomates orgánicos.

Para evitar el exceso de azúcar, elija frutas con un índice glucémico bajo. Además de las limas, los limones y los arándanos, busque otros tipos de bayas, cerezas negras, pomelos y manzanas (especialmente verdes). Compre frutas orgánicas, ya que muchas de las frutas son fuertemente rociadas con pesticidas. Tenga cuidado con comer demasiada fruta, a excepción de limones, limas, aguacates, tomates y arándanos. Puede comprar los arándanos en el otoño y congelar algunos (en sus mismas bolsas) para cuando estén fuera de temporada. Si compra el jugo de arándanos en la tienda, busque el que es concentrado sin azúcar o jugo de arándanos puro sin azúcar (de los jugos embotellados, el de arándanos contiene la menor cantidad de hongos). Añada limón, lima o jugo de arándanos a su agua para darle sabor, así como otros jugos.

Compre productos orgánicos

Es importante que elija productos orgánicos siempre que sea posible. La popularidad de los alimentos orgánicos sigue creciendo y, como resultado de ello, cada vez hay más productos disponibles. A mí me preguntan a menudo si los productos orgánicos son más nutritivos que los productos cultivados convencionalmente. Los estudios han demostrado que sí. De acuerdo con los resultados del estudio más grande de alimentos orgánicos realizado hasta la fecha, los productos orgánicos eclipsan por completo a los productos convencionales en lo que a contenido nutricional se refiere. Un estudio de cuatro años financiado por la Unión Europea encontró que las frutas y vegetales orgánicos contienen hasta un 40 por ciento más de antioxidantes; que tienen niveles más altos de minerales beneficiosos, como hierro y zinc; y que la leche de rebaños orgánicos contiene hasta un 90 por ciento más de antioxidantes. Los investigadores obtuvieron sus resultados después de cosechar frutas y verduras, y de criar ganado en sitios orgánicos y no orgánicos adyacentes. El consumo de alimentos orgánicos incluso puede ayudar a aumentar la ingesta de nutrientes en aquellas personas que no consumen la cantidad recomendada de porciones de frutas y verduras al día.[7]

Al elegir los alimentos cultivados orgánicamente, busque las etiquetas que están marcadas como "certificado orgánico". Esto significa que el producto ha sido cultivado de acuerdo con estrictos estándares uniformes que son verificados por organizaciones estatales o privadas independientes. La certificación incluye lo siguiente: inspección de granjas y plantas de procesamiento, mantenimiento de registros detallados, y pruebas de pesticidas en el suelo y en el agua para garantizar que los que producen y manipulan los alimentos están cumpliendo con las normativas del gobierno. De vez en cuando podría ver una etiqueta que dice "en transición a orgánico". Esto significa que el producto ha sido cultivado en una granja que fue recientemente convertida, o que está en proceso de conversión del uso de aerosoles químicos y fertilizantes a agricultura orgánica.

Apoye las granjas locales y a los agricultores que venden sus productos en los mercados agrícolas, mercados locales, y a domicilio. Muchas de las granjas pequeñas no pueden promover sus productos como "orgánicos" porque no pueden costearse la certificación, pero si usted habla con ellos, se dará cuenta de que no utilizan pesticidas o fertilizantes químicos.

Tal vez es usted mismo el que no puede darse el lujo de comprar todo orgánico. Si ese es el caso, elija sabiamente. Según el Environmental Working Group, las frutas y verduras cultivadas comercialmente varían en sus niveles de residuos de pesticidas. Algunas verduras como el brócoli, los espárragos y la cebolla, por ejemplo, así como alimentos con cáscaras más gruesas (que podemos quitar) tienen niveles relativamente bajos de pesticidas en comparación con otras frutas y verduras.[8]

DOS ALIMENTOS QUE NECESARIAMENTE HAN DE SER ORGÁNICOS

Las papas son un alimento básico en la dieta estadounidense, ya que representan hasta el 30 por ciento de nuestro consumo global de vegetales. Cambiar al consumo de papas orgánicas constituye un cambio significativo para su salud, debido a que las papas cultivadas comercialmente son unos de los vegetales más contaminados con pesticidas. Las papas están entre los vegetales con un contenido de pesticidas más elevado de las cuarenta y tres frutas y verduras analizadas por el Environmental Working Group.

Las manzanas son la segunda fruta que más se consume después de las bananas, y es el segundo jugo de frutas más popular después del jugo de naranja. Sin embargo, las manzanas son también una de las frutas más contaminadas con pesticidas. La buena noticia es que las manzanas orgánicas son fáciles de encontrar, ya que se encuentran disponibles en la mayoría de los supermercados y tiendas de víveres.[9]

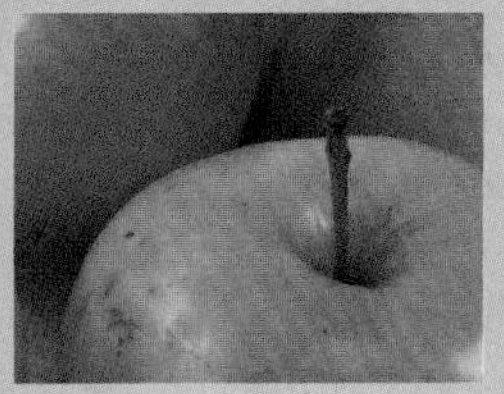

Si las verduras o frutas orgánicas que desea no están disponibles, pida en su supermercado de confianza que las ordenen. También puede buscar agricultores pequeños en su área o visitar los mercados agrícolas. Muchos propietarios de pequeñas granjas no pueden darse el lujo de usar tantos productos químicos en lo que cosechan como las grandes empresas comerciales, por lo que aun si sus productos no están certificados como orgánicos, son más saludables que los que encontrará en el supermercado.

Productos orgánicos de México

¿Y qué podemos decir de los productos orgánicos mexicanos? En el invierno, cuando los productos frescos no está disponibles en la mayor parte de Estados Unidos, vemos estanterías repletas de productos mexicanos con calcomanías que dicen: "certificado orgánico". ¿Cuántas veces se ha preguntado si se trata de productos orgánicos confiables? La verdad es que estos productos son tan confiables como los orgánicos cultivados en Estados Unidos. Para que un alimento se venda en Estados Unidos, México o cualquier otro lugar, etiquetado como orgánico, debe cumplir con todos los requisitos del Programa Nacional de Alimentos Orgánicos del USDA. Esto significa que debe ser producido sin el uso de pesticidas sintéticos, fertilizantes artificiales, lodo, organismos modificados genéticamente, o irradiación. Y tiene que ser certificado por un organismo acreditado por el USDA para ser etiquetado como orgánico.

La certificación incluye la inspección de granjas y plantas de procesamiento, un inventario detallado de lo que se aplica a la tierra y, si hay motivo de preocupación, pruebas de agua. Actualmente hay quince agencias de certificación orgánica en México. Además, el USDA ha comenzado más inspecciones fronterizas para garantizar la seguridad alimentaria.

Apoyar a los agricultores orgánicos mexicanos es también una manera de fomentar una alimentación solidaria. Al comprar productos orgánicos frescos de México que no están disponibles a nivel local fuera de temporada, estamos apoyando a los pequeños agricultores que ganan un salario, como aquellos que venden productos reconocidos como "comercio justo", y capacitándolos para permanecer en sus tierras y en sus comunidades en lugar de salir de casa para buscar empleo.

Las recetas de jugos y batidos en el siguiente capítulo fueron creadas casi exclusivamente con alimentos vivos, y la mayoría contienen más verduras que frutas. Las verduras y frutas utilizadas son en su mayoría de bajo índice glucémico. Sin embargo, usted puede cambiar cualquiera de las recetas para adaptarla a sus necesidades. Si usted es alérgico a algún ingrediente en una receta, omítalo o sustitúyalo por otro. Si su nivel de azúcar en la sangre no está todavía bajo control, es posible que deba omitir casi todas las frutas, con la excepción de los limones, las limas y los arándanos (el limón es una buena adición a casi cualquier receta). El resto de las bayas y las manzanas verdes están en segundo lugar en la línea de los frutos más bajos en azúcar.

Capítulo 7

RECETAS ÚTILES PARA LA DIABETES: JUGOS Y BATIDOS

EN LAS SIGUIENTES páginas descubrirá una amplia variedad de jugos y batidos. Algunos son recetas básicas de jugos para los que acaban de empezar y quieren algo sencillo. La mayoría de los jugos de frutas están hechos con frutas que tienen valores glucémicos por debajo de lo normal. Los jugos verdes (mis favoritos) están en una categoría separada y ofrecen la mejor nutrición de todos. Estas recetas han sido modificadas para los diabéticos.

Algunas de las recetas pueden incluir frutas o verduras con un nivel glucémico más alto con el propósito de endulzar los jugos que de otra manera sabrían demasiado "verdes". Si usted está teniendo dificultades para mantener estable su nivel de azúcar en la sangre, pruebe las recetas sin ese ingrediente. Es posible que no pierda tanto como pensaba que lo haría.

Para estar seguro, mantenga sus jugos con la menor cantidad de azúcar posible. A menudo, los vegetales de hojas verdes y las verduras con un alto contenido de agua, como los pepinos, son suficientes para compensar el contenido de azúcar que puede dar una pequeña cantidad de fruta o los vegetales dulces. Los ejotes verdes, por ejemplo, son buenos para el páncreas y ayudan a estabilizar los niveles de azúcar en la sangre. Sin embargo, si un jugo está hecho solo de frutas o casi todo de frutas, aunque sean de bajo índice glucémico, puede ser necesario que usted lo evite hasta que su azúcar en la sangre esté estable y su cuerpo esté procesando este tipo de alimentos de una manera normal.

Jugos

Jugo de limón y rúcula

1 pepino, pelado si no es orgánico
1 limón, pelado si no es orgánico
1 manzana verde
1 puñado de rúcula

Corte todos los ingredientes para que pasen fácilmente por el tubo de alimentación de su exprimidor y procéselos. Remuévalo y sírvalo tan pronto como le sea posible. Para una persona.

Ojos brillantes

Las bayas son ricas en antioxidantes que ayudan a combatir los trastornos oculares degenerativos. También ayudan a mejorar la visión. Usted también puede ayudar a prevenir los trastornos del ojo evitando el azúcar. El azúcar promueve la inflamación de los lentes del ojo y aumenta el riesgo de daño de los radicales libres a los ojos.

1 bolsa de té Wild Berry Zinger de la marca Celestial Seasonings
½ taza fresco o congelado (descongelados) de moras
½ taza fresco o congelado (descongelados) de arándanos
1 puñado de espinacas
1 hoja lechuga verde oscura
¼ de cucharadita de extracto de frambuesa pura

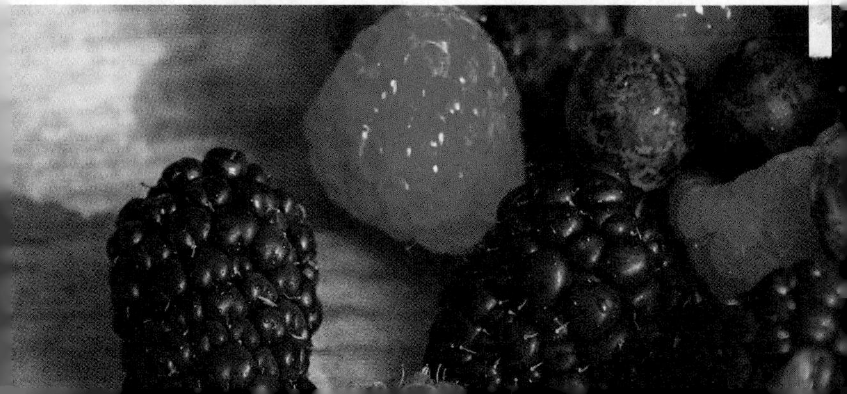

Remoje una bolsa de té de hierbas Wild Berry Zinger en una taza de agua caliente durante unos veinte minutos, o hasta que el té esté fuerte y concentrado. Deje enfriar. Con el exprimidor apagado, vierta las bayas. Encienda la máquina y procese el jugo. Envuelva las espinacas en la hoja de lechuga y vaya metiéndola en el exprimidor lentamente. Combine con té de hierbas y extracto de frambuesa. Remuévalo y sírvalo tan pronto como le sea posible. Para una o dos personas.

Casis limón manzana

2 manzanas verdes
½ limón, pelado si no es orgánico
1 taza de casis frescos

Corte todos los ingredientes para que pasen fácilmente por el tubo de alimentación de su extractor. Procese una manzana y un limón. Apague la máquina, añada los casis y coloque luego el empujador. Encienda la máquina y empuje los casis. Siga con la segunda manzana y revuelva el jugo. Sírvalo frío, en un vaso. Para una persona.

Jugo de arándanos y manzana

1 taza de arándanos frescos o congelados (descongelados)
2 manzanas verdes

Corte las manzanas para que pasen fácilmente por el tubo de alimentación de su extractor. Con la máquina apagada, vierta las bayas y coloque luego el empujador, de manera que las bayas no salgan volando. A continuación, encienda el equipo y empuje las bayas, seguidas por las manzanas. Remuévalo, sírvalo en un vaso, y bébalo tan pronto como le sea posible. Para una persona.

Calabaza tipo Butternut con jugo de manzana

4-5 tiras de calabaza cruda, cortada en tiras de ½ pulgada por 4 pulgadas (1.3 x 10 cm).
1 manzana
1-2 hojas de col rizada
2 tallos de apio con las hojas
1 pulgada (2.5 cm) de jengibre

Corte los ingredientes para que pasen fácilmente por el tubo de alimentación de su extractor. Procese los ingredientes. Remuévalo, sírvalo en un vaso, y bébalo tan pronto como sea posible. Para una persona.

Fiesta caliente

1 pepino, pelado si no es orgánico
Un trozo de 2 x 4 o 5 pulgadas (5 x 10 o 13 cm) de jícama, lavada o pelada si no es orgánica
¼ de jalapeño pequeño, sin semillas, a menos que les guste el picante

Corte los ingredientes para que pasen fácilmente por el tubo de alimentación de su extractor. Procese los ingredientes y remueva. Sírvalo en un vaso y bébalo tan pronto como sea posible. Para una persona.

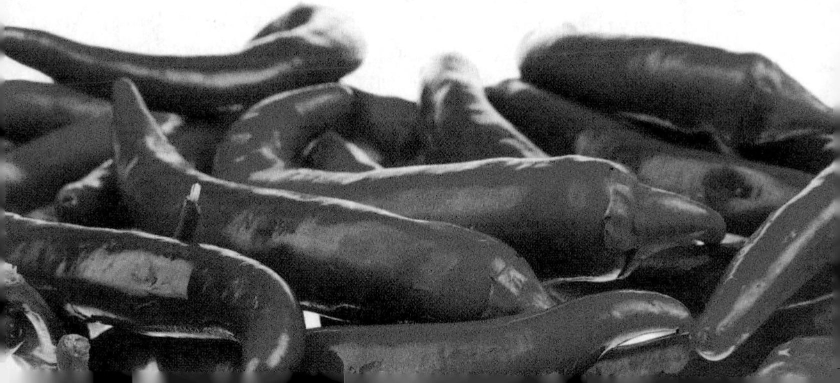

Chile lima

Un trozo de 2 o 3 x 4 o 5 pulgadas (5 o 6 x 10 o 13 cm) de jícama, lavada o pelada si no es orgánica
1 limón, pelado si no es orgánico
¼ de jalapeño pequeño, sin semillas, a menos que les guste el picante

Corte los ingredientes para que pasen fácilmente por el tubo de alimentación de su extractor. Procese los ingredientes y remueva. Sírvalo en un vaso y bébalo tan pronto como sea posible. Para una persona.

Cilantro, menta y jalapeño

1 pepino, pelado si no es orgánico
1 manojo de menta verde
1 manojo de cilantro
1 limón, pelado
¼ de jalapeño pequeño, sin semillas, a menos que les guste el picante

Corte los ingredientes para que pasen fácilmente por el tubo de alimentación de su extractor. Procese los ingredientes y remueva. Sírvalo en un vaso y bébalo tan pronto como sea posible. Para una persona.

Cóctel de arándanos y manzana

2 manzanas verdes orgánicas
De ¼ a ½ taza de arándanos frescos o congelados (descongelados)
½ pepino, pelado si no es orgánico
½ limón, pelado si no es orgánico
1 pulgada (2.5 cm) de jengibre
¼ de taza de agua purificada (opcional)

Corte los ingredientes para que pasen fácilmente por el tubo de alimentación de su extractor. Procese una manzana primero. Apague la máquina, añada los arándanos y coloque el empujador; a continuación, encienda el equipo y procese el jugo. Siga con el limón, el jengibre y la segunda manzana. Añada agua si es necesario. Remuévalo, sírvalo en un vaso, y bébalo tan pronto como sea posible. Para una o dos personas.

Explosión de peras y arándanos

Diversos estudios demuestran que los arándanos aumentan el metabolismo y sus ácidos ayudan a disolver la grasa. Además, los arándanos son un excelente diurético, por lo que ayudan a deshacernos del exceso de líquidos. También contienen fibra soluble, y la buena noticia es que esta no se pierde del todo al procesar el jugo. (Nota: Debido al azúcar de las peras, utilice esta receta solo cuando tenga controlado el nivel de azúcar en su sangre. Sin embargo, también puede preparar este jugo omitiendo las peras).

2 peras tipo Bartlett o asiáticas
½ pepino, pelado si no es orgánico
¼ de limón, pelado si no es orgánico
2 cucharadas de arándanos, frescos o descongelados
De ½ a 1 pulgada (1 x 2.5 cm) de jengibre

Corte los ingredientes para que pasen fácilmente por el tubo de alimentación de su extractor. Procese los ingredientes. Remuévalo, sírvalo en un vaso, y bébalo tan pronto como sea posible. Para una o dos personas.

Pepino y eneldo

1 pepino, pelado si no es orgánico
1 limón, pelado si no es orgánico
2 ramitas de eneldo fresco

Corte los ingredientes para que pasen fácilmente por el tubo de alimentación de su extractor. Procese los ingredientes. Remuévalo, sírvalo en un vaso, y bébalo tan pronto como sea posible. Para una persona.

Pepino y limón refrescante

1 pepino
1 limón, pelado si no es orgánico

Corte los ingredientes para que pasen fácilmente por el tubo de alimentación de su extractor. Procese los ingredientes. Remuévalo, sírvalo en un vaso con hielo, y bébalo tan pronto como sea posible. Para una persona.

Pepino tomate y cilantro refrescante

1 pepino, pelado si no es orgánico
2 tomates
1 puñado de cilantro
1 limón, pelado si no es orgánico

Corte los ingredientes para que pasen fácilmente por el tubo de alimentación de su extractor. Procese los ingredientes. Remuévalo, sírvalo en un vaso con hielo, y bébalo tan pronto como sea posible. Para dos personas.

Saúco, fresas y manzana

1 manzana verde
1 taza de bayas de saúco
1 taza de fresas, sin cortarles la parte de arriba

Corte los ingredientes para que pasen fácilmente por el tubo de alimentación de su extractor. Procese la manzana. Apague la máquina y añada las bayas de saúco, coloque el empujador. Empuje las bayas y luego añada las fresas. Remueva el jugo y sírvalo en un vaso con hielo. Para una persona.

Hinojo y manzana

¼ de bulbo de hinojo con sus hojas
1-2 manzanas verdes

Corte los ingredientes para que pasen fácilmente por el tubo de alimentación de su extractor. Procese los ingredientes. Viértalo en un vaso y bébalo tan pronto como sea posible. Para una persona.

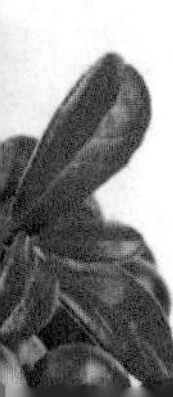

Hinojo, berro y pepino

El jugo de hinojo ha sido utilizado tradicionalmente como un tónico para ayudar al cuerpo a liberar endorfinas, que son los péptidos del cerebro que nos hacen "sentir bien" y que son liberados al torrente sanguíneo. Las endorfinas ayudan a disminuir la ansiedad y el miedo, y producen un estado de felicidad.

1 puñado de berros
1 hoja de lechuga verde oscura
1 pepino, pelado si no es orgánico
½ bulbo de hinojo con sus hojas
1 limón, pelado si no es orgánico

Corte los ingredientes para que pasen fácilmente por el tubo de alimentación de su extractor. Envuelva el berro en la hoja de lechuga y procéselo con el empujador lentamente. Procese todos los ingredientes restantes. Sírvalo en un vaso, remuévalo y bébalo tan pronto como sea posible. Para una persona.

Cuatro vegetales supremos

2 tomates
1 bulbo de hinojo con sus hojas
2 tallos de apio con sus hojas
1 puñado de perejil de hoja plana
½ cucharadita de sal marina celta

Corte los ingredientes para que pasen fácilmente por el tubo de alimentación de su extractor. Procese los ingredientes. Sírvalo en un vaso, échele la sal y bébalo tan pronto como sea posible. Para una persona.

Hinojo fresco

2 bulbos de hinojo con sus hojas
2 tallos de apio con sus hojas
1 pera o manzana verde

Corte los ingredientes para que pasen fácilmente por el tubo de alimentación de su extractor. Procese los ingredientes. Sírvalo en un vaso y bébalo tan pronto como sea posible. Para una persona.

Fresca mañana rosa

1 toronja grande, pelada
½ manzana verde
1 pulgada (2.5 cm) de jengibre fresco, pelado

Corte los ingredientes para que pasen fácilmente por el tubo de alimentación de su extractor. Procese los ingredientes. Sírvalo en un vaso y bébalo tan pronto como sea posible. Para una persona.

Manzana verde y apio

2 manzanas verdes
4 tallos de apio con sus hojas

Corte los ingredientes para que pasen fácilmente por el tubo de alimentación de su extractor. Procese los ingredientes. Sírvalo en un vaso y bébalo tan pronto como sea posible. Para una persona.

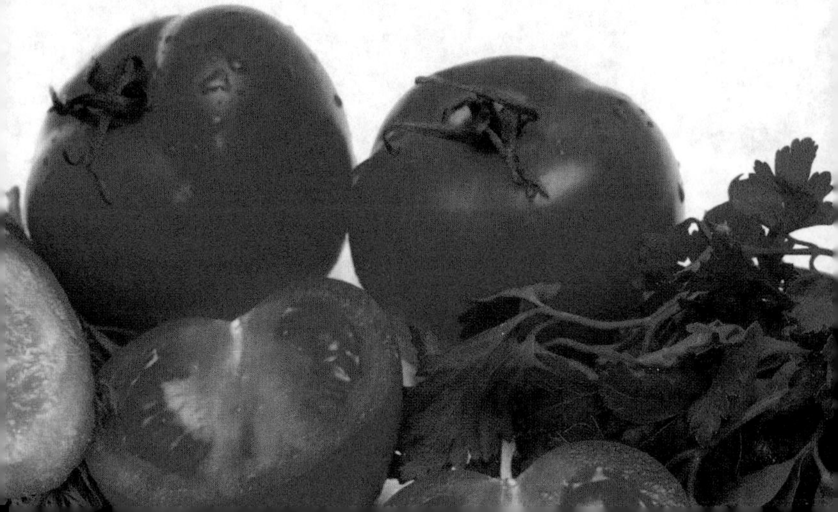

Manzana verde y pepino refrescante

1 pepino
1 manzana verde
½ limón, pelado si no es orgánico

Corte los ingredientes para que pasen fácilmente por el tubo de alimentación de su extractor. Procese los ingredientes. Remuévalo, sírvalo en un vaso con hielo y bébalo tan pronto como sea posible. Para una persona.

Toronja, hinojo y hojas verdes

½ bulbo de hinojo con sus hojas
1 puñado de vegetales variados de hojas verde oscuro
1 toronja, pelada

Corte los ingredientes para que pasen fácilmente por el tubo de alimentación de su extractor. Procese los ingredientes. Sírvalo en un vaso y bébalo tan pronto como sea posible. Para una persona.

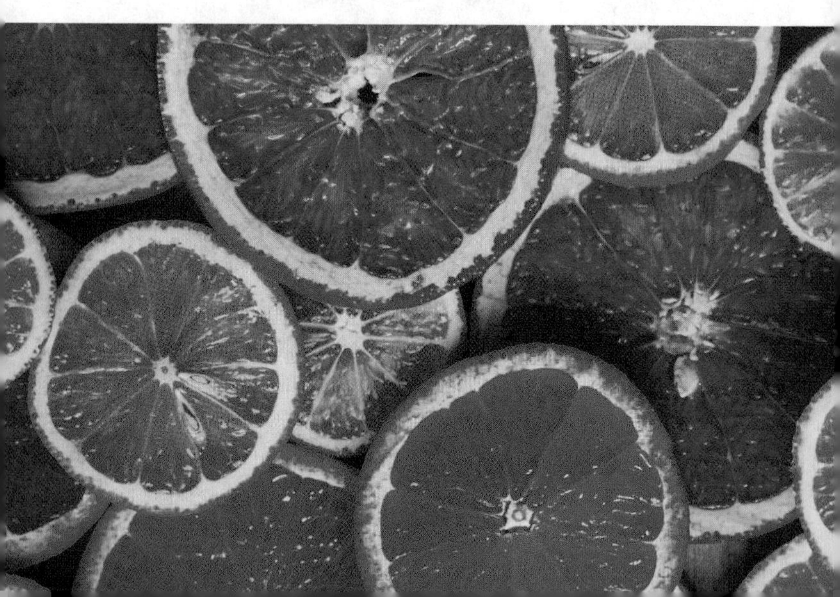

Toronja y fresa burbujeante

1 toronja, pelada
1 limón, pelado
10 fresas, sin cortarles la parte de arriba
1 taza de agua carbonatada

Corte los ingredientes para que pasen fácilmente por el tubo de alimentación de su extractor. Procese los ingredientes y vierta el agua carbonatada. Sírvalo en un vaso y bébalo frío. Para dos personas.

Happy Mary

1 pepino grande, pelado si no es orgánico
1 tomate
3 tallos de apio con sus hojas
1 limón, pelado si no es orgánico
⅛ cucharadita de salsa picante
Una pizca de sal marina celta
Una pizca de pimienta negra

Corte los ingredientes para que pasen fácilmente por el tubo de alimentación de su extractor. Procese los pepinos, el tomate, el apio y el limón. Vierta la salsa picante, la sal, y la pimienta. Sírvalo en un vaso sobre hielo. Para dos personas.

Delicia de Jícama

Un trozo de 2 x 4 o 5 pulgadas (5 x 10 o 13 cm) de jícama, bien lavada o pelada
½ manzana verde
½ pepino pelado si no es orgánico
¼ de rábano daikon (rábano japonés), cortado y lavado
1 trozo de jengibre de 1 pulgada (2.5 cm), lavado o pelado si es viejo
½ limón (o lima), pelado si no es orgánico

Corte los ingredientes para que pasen fácilmente por el tubo de alimentación de su extractor. Procese los ingredientes.

Sírvalo en un vaso y bébalo tan pronto como sea posible. Para una persona.

La Florentine

2 tomates
1 puñado grande de espinacas
4 o 5 ramitas de albahaca
1 limón, pelado si no es orgánico
½ pepino, pelado si no es orgánico

Procese el tomate. Envuelva la albahaca en varias hojas de espinaca. Apague la máquina y añada las espinacas y la albahaca. Encienda la máquina de nuevo y procéselas suavemente. Procese los ingredientes restantes. Sírvalo en un vaso y bébalo tan pronto como sea posible. Para una persona.

Hinojo y limón en hielo

1 bulbo de hinojo con sus hojas
1 pepino, pelado si no es orgánico
1 limón, pelado si no es orgánico

Corte los ingredientes para que pasen fácilmente por el tubo de alimentación de su extractor. Procese los ingredientes. Sírvalo en un vaso con hielo. Para dos personas.

Lima, limón y arándanos

1 pepino, pelado si no es orgánico
1 manzana verde
1 taza de arándanos frescos o congelados (descongelados)
½ limón, pelado si no es orgánico
½ lima, pelada si no es orgánica

Corte los ingredientes para que pasen fácilmente por el tubo de alimentación de su extractor. Procese el pepino y la manzana. Apague la máquina, añada los arándanos y coloque el empujador. Encienda la máquina, procese los arándanos, y luego el limón y la lima. Sírvalo en un vaso con hielo. Para una persona.

Lima limón chispeante

El jugo de dos limas
El jugo de un limón
4-6 gotas de estevia
1½ tazas de agua carbonatada
Hielo

Mezcle el jugo con la estevia y el agua carbonatada. Sirva en dos vasos altos con hielo. Para 2 personas.

Lima cordial

2 manzanas verdes
1 lima, pelada si no es orgánica
1-2 gotas de estevia
1 taza de agua carbonatada

Procese las manzanas y la lima. Sirva en un vaso y añada la estevia y el agua carbonatada. Añada hielo. Remueva y beba tan pronto como sea posible. Para una persona.

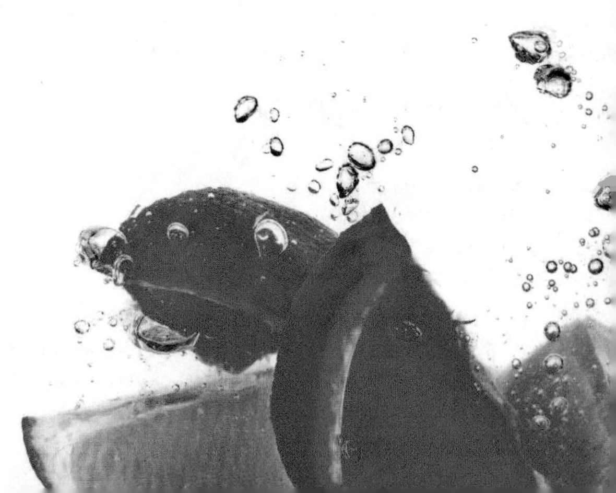

Coctel rico en magnesio

Un estudio de la Universidad de Carolina del Norte en Chapel Hill encontró una conexión entre el magnesio en la dieta y un menor riesgo de diabetes.[1]

4-5 hojas de remolacha
2 hojas de acelga
2 hojas de berza
1 pepino, pelado si no es orgánico
½ taza de arándanos frescos o congelados (descongelados)
½ limón, pelado si no es orgánico

Corte los ingredientes para que pasen fácilmente por el tubo de alimentación de su extractor. Procese los ingredientes. Apague la máquina cuando añada los arándanos. Coloque el empujador en su lugar, encienda el equipo y procese los arándanos, seguidos del limón. Remuévalo. Sírvalo en un vaso y bébalo tan pronto como sea posible. Para dos personas.

Solo manzana y fresas

1 manzana verde
1 taza de fresas sin cortarles la parte de arriba

Corte los ingredientes para que pasen fácilmente por el tubo de alimentación de su extractor. Procese los ingredientes y revuelva. Sírvalo frío en un vaso. Para una persona.

Membrillo y especias

1 membrillo grande
1 manzana verde
1 limón, pelado si no es orgánico
Una pizca de canela
Una pizca de nuez moscada

Corte los ingredientes para que pasen fácilmente por el tubo de alimentación de su extractor. Procese los ingredientes y añada la canela y la nuez moscada. Sírvalo en un vaso y bébalo tan pronto como sea posible. Para una persona.

Limonada de frambuesa

2 manzanas verdes
1 limón, pelado
1 taza de frambuesas

Corte los ingredientes para que pasen fácilmente por el tubo de alimentación de su extractor. Procese una manzana y el limón. Apague la máquina, añada las frambuesas y coloque el empujador. Procese las frambuesas y añada la manzana restante Sírvalo en un vaso y bébalo frío. Para una persona.

Frambuesa y más...

1 manzana verde
1 limón, pelado
1 taza de frambuesas frescas o congeladas (descongeladas)
½ pepino, pelado si no es orgánico
¼ taza de hojas de menta fresca

Corte los ingredientes para que pasen fácilmente por el tubo de alimentación de su extractor. Procese una manzana y el limón. Apague la máquina, añada las frambuesas y coloque el empujador. Procese las frambuesas y añada la manzana restante, el pepino y la menta. Sírvalo en un vaso y bébalo frío. Para una persona.

Rojo atardecer

1 naranja roja, pelada
4 hojas de col rizada
¼ de repollo morado
1 limón, pelado si no es orgánico
½ remolacha con sus hojas
¼ puñado de menta
1 pulgada (2.5 cm) de jengibre

Corte los ingredientes para que pasen fácilmente por el tubo de alimentación de su extractor. Procese los ingredientes y revuélvalos. Sírvalo en un vaso y bébalo tan pronto como sea posible. Para dos personas.

Cóctel refrescante de menta

2 tallos de hinojo con sus hojas
1 pepino, pelado, si no es orgánico
1 manzana verde tipo Granny Smith o Pippin
1 puñado de menta
1 pulgada (2.5 cm) de jengibre

Corte los ingredientes para que pasen fácilmente por el tubo de alimentación de su extractor. Procese los ingredientes y revuélvalos. Sírvalo en un vaso y bébalo tan pronto como sea posible. Para una o dos personas.

Menta refrescante

1 bulbo de hinojo con sus hojas
1 pepino, pelado si no es orgánico
1 manzana verde
1 puñado de menta

Corte los ingredientes para que pasen fácilmente por el tubo de alimentación de su extractor. Procese los ingredientes y revuélvalos. Sírvalo en un vaso con hielo y bébalo tan pronto como sea posible. Para una o dos personas.

Amor por el tomate

1 taza (suelta) de perejil de hoja plana
1 lechuga de hoja verde oscuro
2 tomates
1 bulbo de hinojo con sus hojas
2 tallos de apio con sus hojas
1 cebollín
Una pizca de sal marina celta

Corte los ingredientes para que pasen fácilmente por el tubo de alimentación de su extractor. Procese los ingredientes y revuélvalos. Sírvalo en un vaso y bébalo tan pronto como sea posible. Para dos personas.

Cóctel Santa Fe

1 tomate mediano
1 pepino, pelado si no es orgánico
1 puñado de cilantro
1 limón, pelado
Una pizca de salsa picante o ¼ de chile jalapeño (opcional)

Corte los ingredientes para que pasen fácilmente por el tubo de alimentación de su extractor. Procese los ingredientes y revuélvalos. Sírvalo en un vaso y bébalo tan pronto como sea posible. Para una persona.

Siesta refrescante

4 ramitas de perejil
2 hojas de lechuga de hoja verde oscuro
2 tomates medianos
2 rábanos, con sus hojas
1 limón, pelado si no es orgánico

Corte los ingredientes para que pasen fácilmente por el tubo de alimentación de su extractor. Envuelva el perejil en la lechuga y procéselos lentamente. Procese el resto de los ingredientes y revuélvalos. Sírvalo en un vaso y bébalos tan pronto como sea posible. Para una persona.

Cóctel del sur de la frontera

1 tomate mediano
1 pepino, pelado si no es orgánico
1 puñado de cilantro
1 limón, pelado si no es orgánico
Una pizca de salsa picante (opcional)

Corte los ingredientes para que pasen fácilmente por el tubo de alimentación de su extractor. Procese los ingredientes y revuélvalos. Sírvalo en un vaso y bébalo tan pronto como sea posible. Para una persona.

Tomate picante sureño

1 puñado de cilantro
1 puñado de perejil
2 hojas de lechuga de hoja verde oscuro
2 tomates medianos
1 limón, pelado si no es orgánico
½ jalapeño, sin semillas a menos que lo prefiera picante

Corte los ingredientes para que pasen fácilmente por el tubo de alimentación de su extractor. Envuelva el cilantro y el perejil en la lechuga y procéselos lentamente. Procese el resto de los ingredientes y revuélvalos. Sírvalo en un vaso y bébalo tan pronto como sea posible. Para dos personas.

Sorpresa de calabaza

3-4 flores de calabaza
1 tomate autóctono grande
4 ramitas de albahaca fresca
2 tallos de apio con sus hojas

Corte los ingredientes para que pasen fácilmente por el tubo de alimentación de su extractor. Procese los ingredientes y revuélvalos. Sírvalo en un vaso y bébalo tan pronto como sea posible. Para una persona.

Gustazo de fresa y menta

2 tazas de fresas sin cortarles la parte de arriba
1 puñado de menta
1-2 gotas de estevia
1 taza de agua carbonatada

Procese las fresas y la menta. Viértalo en un vaso, añada la estevia y el agua carbonatada, y revuélvalo. Añada hielo. Bébalo tan pronto como sea posible. Para una persona.

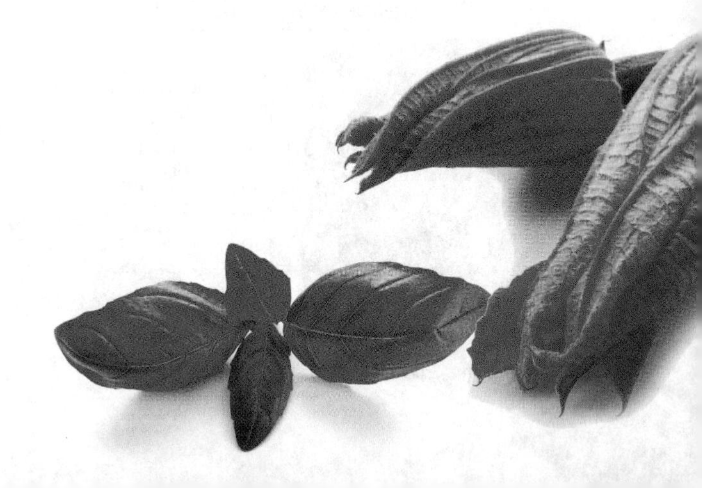

Cóctel de tomatillo

5-6 tomatillos frescos
1 puñado de cilantro
1 limón, pelado si no es orgánico
1 diente de ajo
¼ de pimiento pequeño jalapeño sin semillas, a menos que lo prefiera bien picante

Corte los ingredientes para que pasen fácilmente por el tubo de alimentación de su extractor. Procese los ingredientes y revuélvalos. Sírvalo en un vaso y bébalo tan pronto como sea posible. Para una persona.

Tomate, pepino y eneldo

2 tomates
1 pepino, pelado si no es orgánico
1 tallo de eneldo fresco

Corte los ingredientes para que pasen fácilmente por el tubo de alimentación de su extractor. Procese los ingredientes y revuélvalos. Sírvalo en un vaso y bébalo tan pronto como sea posible. Para una persona.

Delicia vegetariana

1 pepino, pelado
2-3 tallos de apio con sus hojas
½ limón orgánico, con la cáscara
1 pulgada (2.5 cm) de jengibre

Corte los ingredientes para que pasen fácilmente por el tubo de alimentación de su extractor. Procese los ingredientes y revuélvalos. Sírvalo en un vaso y bébalo tan pronto como sea posible. Para una o dos personas.

Virgen María

2 tomates
2 tallos de apio con sus hojas
1 limón, pelado si no es orgánico
Una pizca de salsa picante
Una pizca de pimienta negra
Una pizca de sal marina celta

Corte los ingredientes para que pasen fácilmente por el tubo de alimentación de su extractor. Procese los ingredientes y añada la salsa picante, la pimienta y la sal. Sírvalo en un vaso con hielo y bébalo tan pronto como sea posible. Para una persona.

Batido Waldorf

1 manzana verde
3 tallos de apio orgánico con sus hojas
1 limón, pelado si no es orgánico

Corte los ingredientes para que pasen fácilmente por el tubo de alimentación de su extractor. Procese los ingredientes y revuélvalos. Sírvalo en un vaso y bébalo tan pronto como sea posible. Para una persona.

Jugos verdes

Brócoli sorpresa

2-3 cogollos o tallos de brócoli
1 zanahoria, bien lavada, sin la parte de arriba y la punta recortada
2 tallos de apio con sus hojas
1 pepino, pelado si no es orgánico
1 limón, pelado si no es orgánico

Corte los ingredientes para que pasen fácilmente por el tubo de alimentación de su extractor. Procese los ingredientes y revuélvalos. Sírvalo en un vaso y bébalo tan pronto como sea posible. Para una persona.

Delicia de Bruselas

3 coles de Bruselas
1 tomate grande maduro
2 hojas de lechuga romana
8 vainitas orgánicas
½ limón pequeño o mediano, pelado

Corte los ingredientes para que pasen fácilmente por el tubo de alimentación de su extractor. Procese los ingredientes y revuélvalos. Sírvalo en un vaso y bébalo tan pronto como sea posible. Para una persona.

Diente de león en agua de coco

Como el diente de león es un poco amargo, puede endulzarlo con una fruta baja en azúcar, como una manzana verde o una pera.

1 manojo de diente de león
1 limón, pelado si no es orgánico
1 taza de agua de coco, sin azúcar

Procese el diente de león y el limón, y viértalo luego en el agua de coco. Sírvalo inmediatamente. Para una persona.

Delicia oscura

4-5 hojas de col negra
1 pepino, pelado si no es orgánico
1 manzana verde

Corte los ingredientes para que pasen fácilmente por el tubo de alimentación de su extractor. Procese los ingredientes y revuélvalos. Sírvalo en un vaso y bébalo tan pronto como sea posible. Para una persona.

Cóctel de energía

1 manzana verde
2 hojas de color verde oscuro (de acelgas, de col rizada, etc.)

1 tallo de apio con sus hojas
1 limón, pelado si no es orgánico
½ pepino pelado si no es orgánico
De ½ a 1 pulgada (1.2 a 2.5 cm) de jengibre fresco, pelado

Corte la manzana en trozos para que pase fácilmente por el tubo de alimentación de su extractor. Enrolle las hojas verdes e introdúzcalas en el tubo de alimentación con la manzana, el apio, el limón, el pepino y el jengibre. Revuelva el jugo, sírvalo en un vaso y bébalo tan pronto como sea posible. Para una persona.

Verde pradera

3 hojas de lechuga romana
2 tallos de apio con sus hojas
2 hojas de col rizada
1 manzana verde o 1 pera
1 limón, pelado si no es orgánico

Corte los ingredientes para que pasen fácilmente por el tubo de alimentación de su extractor. Procese los ingredientes y revuélvalos. Sírvalo en un vaso y bébalo tan pronto como sea posible. Para una persona.

Verde intenso

2 zanahorias bien lavadas, sin la parte de arriba y las puntas recortadas
1 puñado de vainitas frescas
2 tallos de apio con sus hojas
1 pepino, bien lavado
1 limón, pelado si no es orgánico

Corte los ingredientes para que pasen fácilmente por el tubo de alimentación de su extractor. Procese los ingredientes y revuélvalos. Sírvalo en un vaso y bébalo tan pronto como sea posible. Para una persona.

Delicia verde

1 puñado de perejil
1 puñado de espinacas
2 hojas de acelga
1 tallo de apio con sus hojas
1 manzana (las verdes contienen menos azúcar)
½ limón, pelado

Corte los ingredientes para que pasen fácilmente por el tubo de alimentación de su extractor. Envuelva el perejil y las espinacas en las hojas de acelga e introdúzcalas en el extractor conjuntamente con el apio. Procese la manzana y el limón. Revuelva el jugo, sírvalo en un vaso y bébalo tan pronto como sea posible. Para una persona.

Diosa verde

2 tallos de apio con sus hojas
1 pepino, pelado si no es orgánico
3 hojas de col negra
1 tallo de hinojo con sus hojas
6 ramitas de perejil

Corte los ingredientes para que pasen fácilmente por el tubo de alimentación de su extractor. Procese los ingredientes y revuélvalos. Sírvalo en un vaso y bébalo tan pronto como sea posible. Para una persona.

Verde supremo

1 puñado de perejil
1 puñado de cilantro
1 hoja de acelga
2 tallos de apio con sus hojas
1 pepino, pelado si no es orgánico
1 manzana verde
1 limón, pelado si no es orgánico
1 pulgada (2.5 cm) de jengibre

Corte los ingredientes para que pasen fácilmente por el tubo de alimentación de su extractor. Envuelva el perejil y el cilantro con hojas de acelga. Comience con el apio y el pepino, luego introduzca lentamente la envoltura de lechuga perejil y cilantro, y termine con el resto de los ingredientes. Sírvalo en un vaso y bébalo tan pronto como sea posible. Para dos personas.

Verde vivificante

4 tallos de apio con sus hojas
4 hojas de col rizada
1 manzana verde
1 pepino, pelado si no es orgánico
1 pulgada (2.5 cm) de jengibre
1 limón, pelado si no es orgánico

Corte los ingredientes para que pasen fácilmente por el tubo de alimentación de su extractor. Procese los ingredientes y revuélvalos. Sírvalo en un vaso y bébalo tan pronto como sea posible. Para una persona.

Cóctel para los huesos

La col rizada y el perejil están cargadas de calcio, magnesio, boro y vitamina K; todos importantes para la salud ósea.

1 pepino, pelado si no es orgánico
1 hoja grande de col rizada
1 hoja de acelga
1 puñado de perejil
1 tallo de apio
1 limón, pelado si no es orgánico
1 pulgada (2.5 cm) de jengibre, lavado o pelado si no es fresco

Corte los ingredientes para que pasen fácilmente por el tubo de alimentación de su extractor. Procese los ingredientes y revuélvalos. Sírvalo en un vaso y bébalo tan pronto como sea posible. Para una persona.

La Bella

½ pimiento verde con semillas
½ pimiento rojo con semillas
3 tallos de apio con sus hojas
1 pepino, pelado si no es orgánico
4 hojas de lechuga romana

Corte los ingredientes para que pasen fácilmente por el tubo de alimentación de su extractor. Procese los ingredientes y revuélvalos. Sírvalo en un vaso y bébalo tan pronto como sea posible. Para dos personas.

Jugo verde entusiasta

1 puñado de perejil
1 puñado de espinacas
2 hojas de col rizada
2 tallos de apio con sus hojas
1 pepino, pelado si no es orgánico
1 pulgada (2.5 cm) de jengibre
½ manzana verde

Corte los ingredientes para que pasen fácilmente por el tubo de alimentación de su extractor. Envuelva el perejil y las espinacas en hojas de col rizada. Comience con el apio y el pepino, luego introduzca lentamente la envoltura de col rizada, y continúe con el resto de los ingredientes. Sírvalo en un vaso y bébalo tan pronto como sea posible. Para dos personas.

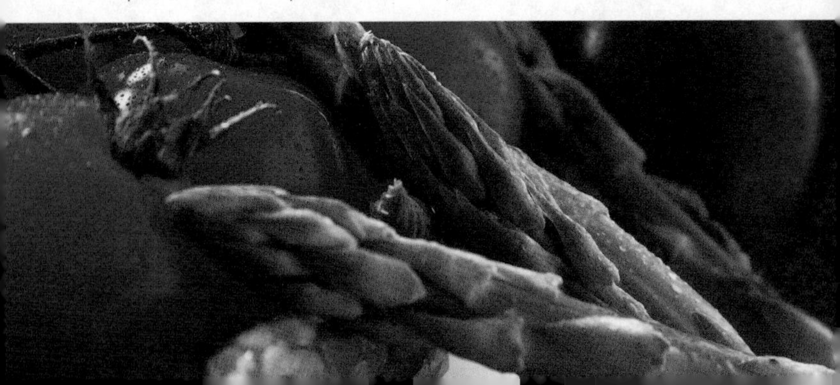

Rollo de lechuga

1 puñado de espinacas
1 puñado de perejil
2 hojas de lechuga de hoja verde
3 tallos de apio con sus hojas
2 tallos de espárragos
1 tomate grande

Corte los ingredientes para que pasen fácilmente por el tubo de alimentación de su extractor. Envuelva la espinaca y el perejil en hojas de lechuga. Comience con el apio, luego con el envoltorio de lechuga, y termine con los espárragos y el tomate. Remuévalo, sírvalo en un vaso y bébalo tan pronto como sea posible. Para una persona.

Carga de magnesio

4-5 hojas de remolacha
2 hojas de acelga
2 hojas de berza
1 pepino, pelado si no es orgánico
½ manzana verde
½ limón, pelado si no es orgánico

Corte los ingredientes para que pasen fácilmente por el tubo de alimentación de su extractor. Procese los ingredientes y revuélvalos. Sírvalo en un vaso y bébalo tan pronto como sea posible. Para dos personas.

Jugo multigerminados

1 pepino, pelado si no es orgánico
2 tallos de apio con sus hojas
1 puñado de germinados de brócoli o de rábano
1 puñado grande de germinados de girasol
1 puñado de germinados de alforfón
1 limón, pelado si no es orgánico

Corte todos los ingredientes para que pasen fácilmente por el tubo de alimentación de su exprimidor y procéselos. Remueva y sirva tan pronto como le sea posible. Para una persona.

Perejil vitalidad

1 pepino, pelado si no es orgánico
1 zanahoria bien lavada, sin hojas ni extremos
1 tallo de apio con hojas
1 puñado de perejil
1 hoja de col rizada
1 limón, pelado si no es orgánico

Corte todos los ingredientes para que pasen fácilmente por el tubo de alimentación de su exprimidor y procéselos. Primero el pepino, la zanahoria y el apio; luego agregue el perejil y la hoja de col rizada enrollada. A continuación, agregue el jugo de limón. Procese los ingredientes y remueva. Sírvalo en un vaso y bébalo tan pronto como sea posible. Para una persona.

Río Fiesta

1 limón, pelado si no es orgánico
4 hojas de lechuga romana
½ jícama pequeña, pelada si no es orgánica
4 rábanos rojos con hojas

Corte todos los ingredientes para que pasen fácilmente por el tubo de alimentación de su exprimidor. Agregue primero el jugo de limón y luego los demás ingredientes. Procese los ingredientes y remueva. Sírvalo en un vaso y bébalo tan pronto como sea posible. Para una persona.

Jugo solo verde

4 hojas de col rizada
1 puñado de espinaca
1 puñado de perejil
3 tallos de apio con sus hojas

1 pepino, pelado si no es orgánico
1 diente de ajo

Corte todos los ingredientes para que pasen fácilmente por el tubo de alimentación de su exprimidor. Envuelva la espinaca y el perejil en las hojas de col rizada. Comience con la mitad del pepino, luego empuje el envoltorio de la col rizada lentamente, y siga con el resto de los ingredientes. Sírvalo en un vaso y bébalo tan pronto como sea posible. Para una persona.

Espinaca y toronja picante

1 taza de espinaca tierna y fresca
1 hoja de lechuga
¼ de jícama mediana, pelada si no es orgánica
½ toronja roja, pelada
1 pulgada (2.5 cm) de jengibre

Corte todos los ingredientes para que pasen fácilmente por el tubo de alimentación de su exprimidor. Envuelva la espinaca en la hoja de lechuga. Agregue primero la jícama, luego empuje la hoja de lechuga con la espinaca lentamente, y siga con el resto de los ingredientes. Procese los ingredientes y remueva. Sírvalo en un vaso y bébalo tan pronto como sea posible. Para una persona.

Cóctel verde primavera con germinados

3 tallos de hinojo con sus hojas
1 puñado de hojas de achicoria silvestre
1 puñado de vegetales de hojas verdes oscuras
½ taza de germinados de brócoli
3 tallos de apio con sus hojas

Corte los ingredientes para que pasen fácilmente por el tubo de alimentación de su extractor. Procese los ingredientes y revuélvalos. Sírvalo en un vaso y bébalo tan pronto como sea posible. Para una persona.

Tónico primaveral

El espárrago es un diurético natural que ayuda a eliminar las toxinas del cuerpo. Esta receta es una gran manera de utilizar incluso sus tallos. Puede cortar las puntas de los espárragos y cocerlas al vapor, dejando únicamente los extremos más duros para el jugo.

1 tomate
1 pepino, pelado si no es orgánico
8 espárragos con tallos
1 puñado de vegetales de hojas verdes
1 limón, pelado si no es orgánico

Corte los ingredientes para que pasen fácilmente por el tubo de alimentación de su extractor. Procese los ingredientes y revuélvalos. Sírvalo en un vaso y bébalo tan pronto como sea posible. Para una o dos personas.

Germinados y pepino energético

1 pepino, pelado si no es orgánico
1 puñado grande de espinaca
2 hojas de col rizada
1 puñado de germinados de girasol (opcional)
1 puñado de germinados de alforfón (opcional)
1 puñado de germinados de trébol (opcional)
1 limón, pelado si no es orgánico

Corte todos los ingredientes para que pasen fácilmente por el tubo de alimentación de su exprimidor. Procese primero medio pepino. Envuelva todos los germinados en una hoja de col rizada y las espinacas en la otra hoja de col. Añádalos a la máquina mientras esté apagada, luego enciéndala y procéselos lentamente con la otra mitad del pepino y el limón. Remuévalo, sírvalo en un vaso y bébalo tan pronto como sea posible. Para una o dos personas.

Súper verde

1 manzana verde
4 hojas de col rizada
2 tallos de apio con sus hojas
1 pepino, pelado si no es orgánico
1 limón, pelado si no es orgánico
1 pulgada (2.5 cm) de jengibre

Corte todos los ingredientes para que pasen fácilmente por el tubo de alimentación de su exprimidor. Comience con la manzana, luego agregue los demás ingredientes. Procese los ingredientes y remueva. Vierta en un vaso y bébalo tan pronto como sea posible. Para dos personas.

Súper jugo de germinados

1 pepino orgánico, bien lavado
1 puñado de germinados de trébol o de rábanos
1 puñado grande de germinados de girasol
1 puñado de germinados de alforfón
2 hojas de col rizada

No pele el pepino orgánico. Corte todos los ingredientes para que pasen fácilmente por el tubo de alimentación de su exprimidor. Envuelva los germinados en las hojas de col rizada y vaya introduciéndolos en el exprimidor lentamente. Procese los ingredientes y remueva. Sírvalo en un vaso y bébalo tan pronto como sea posible. Para una persona.

Dulce serenidad

1 puñado de espinacas
1 hoja de lechuga romana
1 manzana verde
2 tallos de apio con sus hojas
1 pepino, pelado si no es orgánico
1 limón, pelado si no es orgánico

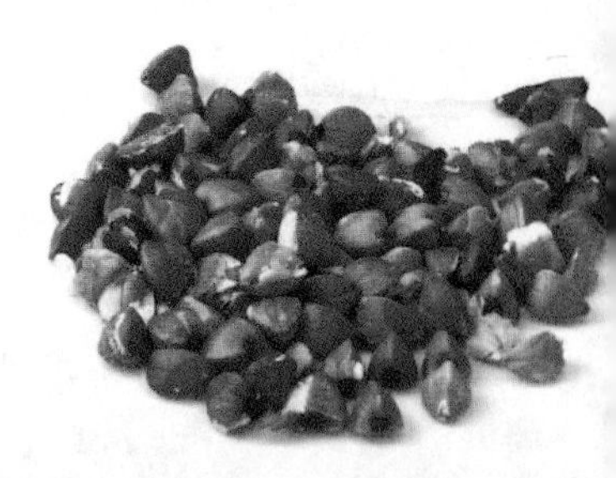

Corte todos los ingredientes para que pasen fácilmente por el tubo de alimentación de su exprimidor. Envuelva las espinacas en la hoja de lechuga romana. Agregue primero la manzana, luego la lechuga enrollada lentamente y siga con el resto de los ingredientes. Procéselos y remueva. Sírvalo en un vaso y bébalo tan pronto como sea posible. Para una persona.

Tomate picante

2 tomates medianos
2 hojas de vegetales de hojas verde oscuro
1 puñado de perejil
1 lima o un limón, pelado si no es orgánico
Una pizca de salsa picante

Corte los ingredientes para que pasen fácilmente por el tubo de alimentación de su extractor. Procese los ingredientes y revuélvalos. Sírvalo en un vaso y bébalo tan pronto como sea posible. Para una persona.

Tomates florentino

2 tomates
4 o 5 ramitas de albahaca
1 puñado grande de espinaca
1 limón, pelado si no es orgánico

Procese un tomate. Envuelva la albahaca en varias hojas de espinaca. Añada las espinacas y la albahaca con la máquina apagada. Encienda la máquina y vaya procesándolos suavemente. Procese el otro tomate y el limón. Remuévalo, sírvalo en un vaso y bébalo tan pronto como sea posible. Para una persona.

Totalmente verde

5 hojas de lechuga verde
1 puñado de perejil
1 puñado de espinacas
2 tallos de apio con sus hojas
1 manzana verde (para agregarle un poco de dulce)

Corte todos los ingredientes para que pasen fácilmente por el tubo de alimentación de su exprimidor. Envuelva el perejil y las espinacas en las hojas de lechuga y empújelos a través del exprimidor lentamente con el apio y la manzana. Procese los ingredientes y remueva. Sírvalo en un vaso y bébalo tan pronto como sea posible. Para una persona.

Tónico vegetal

1 puñado de espinacas
1 hoja de lechuga de hoja verde oscuro
3 tallos de apio con sus hojas
2 puntas de espárragos
1 tomate grande
1 limón, pelado

Corte todos los ingredientes para que pasen fácilmente por el tubo de alimentación de su exprimidor. Envuelva las espinacas en la hoja de lechuga y empújelas a través del exprimidor lentamente. Procese los ingredientes restantes y remueva. Sírvalo en un vaso y bébalo tan pronto como sea posible. Para una persona.

Tónico natural rejuvenecedor

½ tomate
1 pepino, pelado si no es orgánico
2 zanahorias bien lavadas, sin hojas ni extremos
2 tallos de apio con sus hojas
1 hoja de col rizada
½ taza de repollo verde
1 rama de cebollín

Corte los ingredientes para que pasen fácilmente por el tubo de alimentación de su extractor. Procese los ingredientes y revuélvalos. Sírvalo en un vaso y bébalo tan pronto como sea posible. Para dos personas.

Energía verde salvaje

1 pepino, pelado si no es orgánico
1 tallo de apio con sus hojas
1 puñado de plantas silvestres, como: diente de león, ortiga, llantén, o acedera
1 manzana (la verde es más baja en azúcar)
1 limón, pelado si no es orgánico

Corte los ingredientes para que pasen fácilmente por el tubo de alimentación de su extractor. Procese los ingredientes y revuélvalos. Sírvalo en un vaso y bébalo tan pronto como sea posible. Para una persona.

Batidos

Los batidos se pueden hacer en cuestión de minutos, y se les puede añadir una gran variedad de suplementos como vitamina C, hojas de cebada o polen de abeja. Muchas recetas contienen ingredientes verdes y son deliciosas (los más caprichosos ni siquiera se darán cuenta de que tienen vegetales). Mientras disfruta de su batido, sabrá que está haciendo algo realmente bueno para su cuerpo, y no solo para sus papilas gustativas.

Remolino de almendras

1 taza de leche de almendras
2 duraznos maduros, sin semilla, cortados en trozos
½ taza de col rizada, picada
1 o 2 gotas de estevia
1 cucharadita de extracto puro de vainilla
½ cucharadita de extracto puro de almendra
6 cubos de hielo

Agregue todos los ingredientes a la licuadora y procéselos hasta obtener una mezcla uniforme y cremosa. Sirva frío. Para dos personas.

Crema de aguacate
½ taza de leche de almendras
1 aguacate, pelado y sin semilla
1 puñado de espinacas
2 cucharadas de jugo de limón fresco
2 o 3 gotas de estevia
1 cucharadita de extracto puro de vainilla
1 cucharadita de cáscara de limón orgánico recién rallado
6 cubos de hielo

Agregue todos los ingredientes a la licuadora y procéselos hasta obtener una mezcla uniforme y cremosa. Sirva frío. Para una persona.

Berry manía

½ taza de leche de almendras
½ taza de yogur natural bajo en grasa
½ taza de cilantro o col rizada
½ taza de espinaca
½ taza de arándanos frescos o congelados
½ taza de frambuesas frescas o congeladas
½ taza de moras frescas o congeladas
1 banana congelada, cortada en trozos

Agregue todos los ingredientes a la licuadora y procéselos hasta obtener una mezcla uniforme y cremosa. Sirva frío. Para dos personas.

Berry cremoso

1 taza de leche de coco
1 puñado de espinacas
2 tazas de bayas frescas o congeladas (arándanos, moras o frambuesas)
6 cubitos de hielo (opcional, pueden no ser necesarios si se utiliza la fruta congelada)

Vierta la leche en una licuadora y agregue la espinaca, las bayas y el hielo; procese hasta obtener una mezcla uniforme y cremosa. Sirva tan pronto como sea posible. Para una persona.

Poder para el cerebro

½ taza de yogur natural
1 taza de fresas frescas o congeladas, sin cortarles la parte de arriba
1 taza de col rizada, picada
½ taza de jugo de naranja
1 cucharada de lecitina granulada
1 cucharada de una proteína en polvo a elección
1 cucharadita de extracto puro de vainilla
2 o 3 gotas de estevia
6 a 8 cubitos de hielo

Agregue todos los ingredientes a la licuadora y procéselos hasta obtener una mezcla uniforme y cremosa. Sirva frío. Para una o dos personas.

Jugo verde mañanero

½ pepino inglés, pelado y cortado en trozos
1 aguacate pelado, sin semillas y cortado en cuatro
1 taza de espinaca
El jugo de un limón
1 cucharada de algún polvo verde a elección (opcional)
2 o 3 cucharadas de almendra molida (opcional)

Combine los ingredientes y licúelos bien. Espolvoree la almendra molida por encima, según se desee. Para una persona.

Merengada de coco

1 taza de leche de coco
½ taza de coco rallado
½ taza de espinaca
2 cucharaditas de extracto puro de vainilla
4 o 5 gotas de estevia
6 cubos de hielo

Agregue todos los ingredientes a la licuadora y procéselos hasta obtener una mezcla uniforme y cremosa. Sirva frío. Para dos personas.

Deleite verde de coco

1 pepino, cortado en trozos
1 taza de espinaca cruda, col rizada o acelga picada
1 aguacate pelado, sin semilla y cortado en cuatro
½ taza de leche de coco
1 cucharada de aceite de coco orgánico virgen
El jugo de una lima o un limón

Agregue todos los ingredientes a la licuadora y procéselos hasta obtener una mezcla uniforme y cremosa. Sirva frío. Para dos personas.

Destructor de grasa

2 peras tipo Bartlett o asiáticas
1 pepino, pelado si no es orgánico
½ taza de espinaca
¼ de limón, pelado si no es orgánico
2 cucharadas de arándanos frescos o congelados
De ½ a 1 pulgada (1.2 a 2.5 cm) de jengibre
6 cubitos de hielo (opcional)

Corte las peras y el pepino, y licúelos hasta obtener una mezcla suave. Agregue el jugo de limón, los arándanos, el jengibre y hielo si lo desea; luego licúelos hasta obtener una consistencia cremosa. Para una persona.

Diente de león mañanero

½ manojo de diente de león
2 tallos de apio con sus hojas
1 pulgada (2.5 cm) de jengibre fresco
1 manzana verde
1 taza de bayas frescas o congeladas

Agregue todos los ingredientes a la licuadora y procéselos hasta obtener una mezcla uniforme y cremosa. Sirva frío. Para dos personas.

Explosión de bayas verde

1 pepino, pelado si no es orgánico
½ manzana verde
1 taza de bayas (arándanos, frambuesas, moras) frescas o congeladas (descongeladas)
3 o 4 hojas verde oscuro (de col berza, rizada o acelga)
1 pulgada de jengibre en trozos
1 aguacate pelado, sin la semilla, en pedazos
El jugo de medio limón

Corte el pepino y la manzana en trozos. Coloque el pepino, la manzana y las bayas en la licuadora y procese hasta obtener una mezcla suave. Corte las verduras y agréguelas a la licuadora junto con el jengibre, el jugo de medio limón y el aguacate, y licúe hasta que estén bien mezclados. Para dos personas.

Granizado verde de limón

2 manzanas verdes
1 puñado de espinacas
6 u 8 cubitos de hielo
El jugo de medio limón

Agregue todos los ingredientes a la licuadora y procéselos hasta obtener una mezcla uniforme y cremosa. Sirva frío. Para dos personas.

Batido verde supremo

1 tallo de brócoli (guarde y utilice el resto, si lo desea)
1 manzana verde
1 limón
½ pepino cortado en trozos. Pélelo si no es orgánico
1 puñado de espinacas
1 puñado de perejil
1 taza de arándanos (frescos o congelados)
1 kiwi
1 aguacate pelado, sin semilla, en pedazos
2 o 3 gotas de estevia
4 o 6 cubitos de hielo, según desee

Extraiga el jugo del tallo de brócoli, la manzana y el limón. Vierta el jugo en la licuadora y añada el pepino, la espinaca, el perejil, los arándanos, el kiwi y el aguacate. Añada la estevia para darle un toque dulce y los cubitos de hielo si lo quiere frío. Licúe hasta obtener una mezcla suave y cremosa. Para dos personas.

Batido para la salud

1 pepino, pelado si no es orgánico
2 tallos de apio
1 puñado de col rizada, perejil o espinaca
1 manzana verde
½ limón, pelado si no es orgánico
6 cubos de hielo

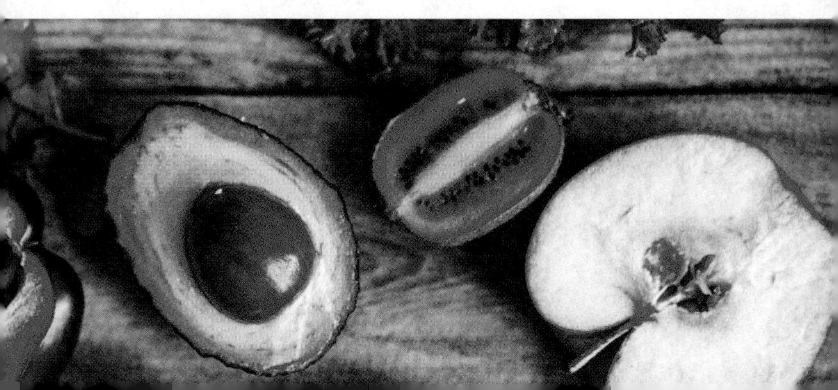

Corte el pepino, el apio, la col y la manzana. Colóquelos en la licuadora con hielo y limón, y licúelos hasta obtener una mezcla cremosa. Para dos personas.

Poder muscular

El merey y las acelgas son ricas en magnesio, un mineral que juega un papel fundamental en la conversión de los carbohidratos en energía. Este mineral también controla los latidos del corazón y las contracciones musculares, y es importante para la relajación muscular y la prevención de espasmos musculares.

2/3 de taza de jugo de manzana fresca (alrededor de 2 manzanas)
1 taza de fresas frescas o congeladas (de 8 a 10 fresas)
½ taza de merey
1 taza de acelga picada
1 cucharada de proteína en polvo a elección
½ cucharadita de ácido ascórbico (vitamina C en polvo)
6 cubos de hielo

Vierta el jugo de manzana en la licuadora y agregue las fresas, el merey, la proteína en polvo, el ácido ascórbico y el hielo. Licúe a velocidad alta hasta que esté suave, y sirva inmediatamente. Para una persona.

Bayas divertidas

2 tazas de bayas frescas o congeladas (arándanos, moras o frambuesas)
1 taza leche de almendras o de coco
½ taza de jugo de asaí
1 cucharadita de extracto puro de vainilla
6 cubitos de hielo (opcional, pueden no ser necesarios si se utiliza la fruta congelada)

Mezcle en una licuadora la leche con las bayas, el jugo, la vainilla y el hielo. Procese hasta obtener una mezcla uniforme y cremosa. Para una persona.

Tomate picante

5 tomates picados
1 pepino, pelado si no es orgánico
3 tallos de apio, cortados en trozos
1 hoja de col rizada picada
1 diente de ajo pelado y picado
Una pizca de polvo de algas marinas u hojuelas de dulse
1 aguacate, pelado, sin semilla y cortado en trozos

Licúe los tomates a baja potencia. Agregue el pepino y continúe mezclando a baja potencia. Añada el apio y entonces mezcle a alta potencia. Añada un poco de agua si la mezcla se vuelve demasiado espesa. A continuación, añada la hoja de la col, el ajo y las algas o el dulse y mezcle en potencia alta. Añada el aguacate y mezcle bien. Para dos personas.

Batido de germinados de almendras y vainilla

1 taza de almendras crudas
1 taza de leche de almendras sin azúcar
1 taza de bayas según su elección
½ cucharadita de extracto puro de vainilla
6 cubos de hielo

Remoje las almendras en agua purificada durante la noche para que puedan germinar (cuando la almendra germina parcialmente, elimina los inhibidores de las enzimas y aumenta el valor nutritivo). Licúe las almendras, la leche de almendras, las bayas, la vainilla y el hielo. Sirva en vasos tan pronto como sea posible. Para dos personas.

Batido verde sin azúcar

1 taza de yogur natural
1 puñado grande de espinaca
1 hoja de col rizada picada
1 cucharada de tahini (mantequilla de ajonjolí)
1 cucharadita de extracto puro de frambuesa
1 cucharadita de extracto puro de vainilla

½ cucharadita de cáscara de naranja orgánica recién rallada
1 o 2 gotas de estevia (opcional)
6 cubos de hielo

Agregue todos los ingredientes a la licuadora y procéselos hasta obtener una mezcla uniforme y cremosa. Sirva frío. Para una persona.

Brunch dominguero

2 tomates picados
1 puñado de cilantro picado
El jugo de un limón
Una pizca de sal marina celta
Una pizca de salsa picante

Agregue todos los ingredientes a la licuadora y procéselos hasta obtener una mezcla uniforme y cremosa. Sirva frío. Para dos personas.

Batido súper verde

1 ¼ de tazas de jugo de pepino fresco (uno grande o dos medianos, pélelos si no son orgánicos)
2 tallos de apio con sus hojas, en jugo
1 hoja de col rizada picada
1 aguacate pelado, sin semilla, en trozos
1 diente de ajo pelado
4 onzas (100 gramos) de tofu suave, orgánico
½ taza de perejil picado en trozos grandes
2 cucharaditas de cebolla dulce picada
1 cucharadita de eneldo seco

Vierta el jugo de pepino y de apio en la licuadora, agregue la col rizada, el aguacate, el ajo, el tofu, el perejil, la cebolla y el eneldo. Procese a velocidad alta hasta conseguir una mezcla uniforme y cremosa. Sirva inmediatamente, ya que no sabe bien si se asienta. Para dos personas.

Batido dulce de diente de león

1 pera tipo Bartlett o asiática
1 manzana (la verde tiene menos azúcar)
1 puñado grande de diente de león
1 pulgada (2.5 cm) de jengibre fresco
1 taza de leche de coco
El jugo de medio limón
¼ de taza de semillas de lino
6 cubitos de hielo (opcional)

Agregue todos los ingredientes a la licuadora y procéselos hasta obtener una mezcla uniforme y cremosa. Para dos personas.

Tomate, limón, pepino y aguacate

2 tomates cortados en trozos
1 pepino, pelado si no es orgánico, cortado en trozos
El jugo de un limón
1 puñado de cilantro
1 aguacate, pelado y sin semilla, cortado en trozos

Agregue todos los ingredientes a la licuadora y procéselos hasta obtener una mezcla uniforme y cremosa. Sirva frío. Para dos personas.

Tornado de tomate y limón

2 tomates congelados cortados en trozos
1 taza de jugo de tomate (2 o 3 tomates medianos)
½ taza de hojas de espinaca tiernas empacadas
1 cucharadita de cáscara de limón rallado fresco y orgánico
6 hojas de albahaca fresca bien lavadas
El jugo de un limón

Coloque los trozos de tomate en una bolsa y congélelos hasta que estén sólidos. Vierta el jugo de tomate en la licuadora y añada los trozos de tomate y las espinacas congeladas, el jugo de limón, la cáscara de limón y la albahaca. Mezcle a velocidad alta hasta que esté suave y sirva inmediatamente. Para dos personas.

Para comenzar el día

½ taza de leche de almendras
1 taza de yogur bajo en grasa
1 taza de duraznos congelados cortados en trozos
1 taza de arándanos congelados
½ taza de hojas de espinaca tiernas empacadas
4 o 5 gotas de estevia
1 cucharadita de extracto puro de vainilla

Agregue todos los ingredientes a la licuadora y procéselos hasta obtener una mezcla uniforme y cremosa. Sirva en vasos, y espolvoree almendra molida o semillas de chía por encima. Sirva frío. Para dos personas.

Para perder peso

1 taza de leche de coco
1 taza de bayas a elección
½ taza de hojas de espinaca tiernas empacadas
1 o 2 cucharadas de la proteína en polvo de su elección
1 cucharada de aceite de coco orgánico virgen
1 cucharada de semillas de lino molidas
1 cucharadita de extracto puro de vainilla
¼ de cucharadita de extracto de almendra
2 o 3 gotas de estevia
6 o 8 cubitos de hielo

Agregue todos los ingredientes en una licuadora, excepto el hielo, y procéselos hasta obtener una mezcla uniforme y cremosa. Añada el hielo después de licuar el aceite de coco para que no cree grumos. Puede utilizar más o menos hielo, dependiendo de qué tan frío prefiera su batido. Para una o dos personas.

Apéndice A

ALIMENTOS ÚTILES PARA PLANIFICAR UN MENÚ PARA DIABÉTICOS

VEA LAS RECETAS de este libro para aprender nuevas y deliciosas maneras de combinar estos alimentos. Se sorprenderá al saber cuántos de estos alimentos pueden utilizarse para hacer jugos.[1]

Vegetales

Bajos en carbohidratos (se incluyen solo los mencionados en este libro, pero hay muchos otros que son buenos para usted):

- Alcachofa de Jerusalén
- Espárragos
- Los frijoles (verdes, italianos)
- Coles de Bruselas
- Brócoli
- Repollo (todos los tipos)
- Apio
- Pepino
- Hinojo
- Hojas verdes (de remolacha, de col, de col rizada, de mostaza, de nabos)
- Jícama
- Colinabos y hojas de colinabo
- Cebollas
- Pimientos (todos los tipos)
- Rábanos

- Verduras de ensalada (rúcula, achicoria, diente de león, endivia, escarola, lechuga, perejil, achicoria roja, lechuga romana, espinaca, berro, verduras silvestres)
- Germinados (todos los tipos)
- Calabazas de verano (todos los tipos)
- Espinacas
- Acelgas
- Tomates

Un poco más altos en carbohidratos:

- Remolacha
- Maíz
- Vainitas
- Papa (dulce, blanca u horneada)
- Batatas
- Calabazas de invierno

Frutas

- Manzanas (las verdes son más bajas en azúcar)
- Puré de manzana (sin azúcar)
- Aguacates
- Moras y arándanos
- Melón
- Casis
- Cereza
- Saúco
- Toronja
- Kiwi
- Limón
- Lima
- Mango
- Durazno
- Pera
- Ciruela
- Membrillo
- Frambuesa
- Fresa

Con una mayor carga glucémica:

- Bananas
- Melones
- Naranjas
- Mandarinas
- Sandía
- Dátiles, pasas, higos, ciruelas pasas y otras frutas secas

Otras comidas

- Granos y cereales integrales
- Productos horneados hechos con harinas integrales, harina de centeno integral, harina de trigo sarraceno
- Albahaca, cilantro y menta
- Maíz, palomitas de maíz, tortillas de maíz y otros productos a base de maíz orgánico
- Avena entera y la harina de avena
- Quinua, mijo, sorgo (milo) y triticale
- Cebada
- Bulgur (trigo partido)
- Arroz integral, negro, rojo y silvestre
- Cortes con menos grasa de carne o pescado (no frito)
- Tofu (no frito)
- Granos y frijoles (pintos, frijoles negros, arvejas, etc.)
- Frijoles horneados sin azúcar
- Frijoles refritos sin grasa
- Lentejas
- Huevos orgánicos
- Nueces y semillas (almendras, merey, nueces, semillas de chía, semillas de lino)
- Proteína animal: Peces capturados en la naturaleza, pollos de pastoreo, ganado alimentado con pasto)

Apéndice B

¿ÍNDICE GLUCÉMICO O CARGA GLUCÉMICA?

¿QUÉ ES MÁS útil a la hora de planificar las comidas para diabéticos? ¿El índice glucémico (IG) o la carga glucémica (CG)?[1]

Con el IG, los números pueden ser engañosos, ya que no tienen en cuenta el tamaño de la porción. El IG ha sido desarrollado por investigadores y se calcula a partir de porciones que contienen 50 gramos de carbohidratos. Este no es un tamaño de porción realista para muchas verduras y frutas (usted, por ejemplo, tendría que comerse una libra y media (680 gr) de zanahorias para obtener cincuenta gramos de carbohidratos; por lo tanto, aunque una zanahoria tienen un IG que es relativamente alto para un vegetal (71), ¡media taza de zanahoria tiene una CG de menos de 6!).

La CG se determina multiplicando el número de gramos de carbohidratos en una porción (8 gramos por media taza de zanahorias) por el IG de los alimentos, como un porcentaje:

- 8 gramos de carbohidratos por media taza x 0.71 (siendo 71 el IG de las zanahorias) = 5.68
- Los alimentos con una CG baja son aquellos que se clasifican en menos de 10 y 11.
- Los alimentos con una CG moderada son aquellos que se clasifican entre los 11 y 19.
- Los alimentos con una CG alta son los que tienen un rango superior a 20.

Usted puede encontrar tablas de carga glucémica en internet, bajo la búsqueda: "Carga glucémica de los alimentos".

NOTAS

Introducción

1. Centers for Disease Control and Prevention, *National Diabetes Statistics Report: Estimates of Diabetes and Its Burden in the United States, 2014* (Atlanta, GA: US Department of Health and Human Services, 2014), visitada el 11 de febrero de 2016, http://www.cdc.gov/diabetes/pubs/statsreport14/national-diabetes-report-web.pdf.
2. Ibíd.

Capítulo 2—La diabetes y usted

1. Estos síntomas, así como otros, son descritos en muchos lugares. Una fuente de información en línea es el Harvard's Joslin Diabetes Center http://www.joslin.org/info/general_diabetes_facts_and_information.html.
2. La información entre comillas, tomada de: *National Diabetes Statistics Report: Estimates of Diabetes and Its Burden in the United States, 2014*, Centers for Disease Control and Prevention.
3. Ibíd.
4. Veronika Charvatova, "Diabetes Fact Sheet", Viva!, visitada el 12 de febrero de 2016, http://www.viva.org.uk/diabetes-fact-sheet.
5. "Eat Right!", Centers for Disease Control and Prevention, visitada el 12 de febrero de 2016, http://www.cdc.gov/diabetes/managing/eatright.html.
6. F. Andreelii et al., "What Can Bariatric Surgery Teach Us About the Pathophysiology of Type 2 Diabetes?", Diabetes & Metabolism. 35, nº. 6 (2009): pp. 499–507.
7. "Eat Right!", Centers for Disease Control and Prevention.
8. "Counting Carbs? Understanding Glycemic Index and Glycemic Load", NIH News in Health, diciembre de 2012, visitada el 15 de febrero de 2016, http://newsinhealth.nih.gov/issue/Dec2012/Feature2.
9. "Glycemic Index and Diabetes", American Diabetes Association, visitada el 4 de noviembre de 2015, http://www.diabetes.org/food-and-fitness/food/what-can-i-eat/understanding-carbohydrates/glycemic-index-and-diabetes.html.
10. Ibíd.
11. Nina K., "Are Green Apples Better Than Red on Low-Carb Diets?" 18 de diciembre de 2013, Healthy Eating, Livestrong.com, visitada el 4 de noviembre de 2015, http://www.livestrong.com/article/357142-are-green-apples-better-on-low-carb-diets-than-red/.
12. Encuesta adaptada de Health24; ver más en: http://www.feelgoodhealth.co.za/health-hub/lose-weight-insulin-resistance-diabetes-fatigue-mood-swings#sthash.ycAWHriD.dpuf), y en mi página de internet, Cherie

Calbom: The Juice Lady, http://www.juiceladycherie.com/Juice/take-the-insulin-resistance-quiz/.

Capítulo 3—La importancia de perder peso

1. J. Tuomilehto et al., "Prevention of Type 2 Diabetes Mellitus by Changes in Lifestyle Among Subjects With Impaired Glucose Tolerance", *New England Journal of Medicine* 344 (2001): pp. 1343–1350; "Reduction in the Incidence of Type 2 Diabetes With Lifestyle Intervention or Metformin", *New England Journal of Medicine* 346 (2003): pp. 393–403; Marion J. Franz, "The Dilemma of Weight Loss in Diabetes", *Diabetes Spectrum* 20, nº. 3 (2007): pp. 133–136, visitada el 2 de julio de 2015, http://spectrum.diabetesjournals.org/content/20/3/133.full.
2. Franz, "The Dilemma of Weight Loss in Diabetes".
3. "Will Weight Loss Help Your Diabetes?", WebMD, visitada el 16 de febrero de 2016, http://www.webmd.com/diabetes/safe-diet-tips-for-diabetes.
4. Ibíd.
5. "Insulin and Weight Gain: Keep the Pounds Off", Mayo Clinic, 9 de agosto de 2014, visitada el 4 de noviembre de 2015, www.mayoclinic.org/diseases-conditions/diabetes/in-depth/insulin-and-weight-gain/art-20047836.
6. Ibíd.
7. "NWCR Facts" National Weight Control Registry, visitada el 16 de febrero de 2016, www.nwcr.ws/Research/default.htm.
8. "Dr. Oz's Top 5 Mistakes Dieters Make", publicado por Donny Osmond Radio, donny.com, visitada el 16 de febrero de 2016, http://donny.com/radio-posts/dr-ozs-top-5-mistakes-dieters-make/.
9. Judy Siegel, "Garlic Prevents Obesity", *Jerusalem Post*, 30 de octubre de 2001, p. 5.
10. Franz, "The Dilemma of Weight Loss in Diabetes".
11. "Vegetable Juice May Help With Weight Loss", Reuters.com, 22 de abril de 2009, visitada el 5 de febrero de 2010, www.reuters.com/article/idUSTRE53L60S20090422.
12. Ibíd.
13. "Vegetable Use Aided in Dietary Support for Weight Loss and Lower Blood Pressure", MedicalNewsToday.com, 21 de octubre de 2009, visitada el 5 de febrero de 2010, www.medicalnewstoday.com/articles/168174.php.
14. Ibíd.
15. Ibíd.; "What Is Metabolic Syndrome?" WebMD.com, visitada el 16 de febrero de 2016, www.webmd.com/heart/metabolic-syndrome/metabolic-syndrome-what-is-it.

16. "What Is Metabolic Syndrome?" WebMD.com
17. R. Akilen et al., "Glycated Haemoglobin and Blood Pressure-Lowering Effect of Cinnamon in Multi-EthnicType 2 Diabetic Patients in the UL: A Randomized, Placebo-Controlled, Double-Blind Clinical Trial", *Diabetic Medicine* 27, nº. 10 (octubre de 2010): pp. 1159–1167.
18. Nanci Hellmich, "Sleep Loss (May) = Weight Gain: Healthy Weight Might Rest With Diet, Exercise and Sleep-Linked Hormones", *USA Today*, 7 de diciembre de 2004, visitada el 16 de febrero de 2016, www.usatoday.com/educate/college/healthscience/articles/20041212.htm.
19. James E. Gangwisch et al., "Inadequate Sleep as a Risk Factor for Obesity: Analyses of the NHANES I", *Sleep* 28, nº. 10 (2005): pp. 1289–1296.
20. Colette Bouchez, "The Dream Diet: Losing Weight While You Sleep", Healthy Sleep Texas, visitada el 16 de febrero de 2016, http://www.healthysleeptexas.com/2012/02/the-dream-diet-losing-weight-while-you-sleep/.
21. John Easton, "Lack of Sleep Alters Hormones, Metabolism", *University of Chicago Chronicle*, 2 de diciembre de 1999, visitada el 16 de febrero de 2016, http://chronicle.uchicago.edu/991202/sleep.shtml.
22. Bouchez, "The Dream Diet: Losing Weight While You Sleep".
23. Ibíd.
24. Easton, "Lack of Sleep Alters Hormones, Metabolism".
25. Cherie Calbom y John Calbom, *Sleep Away the Pounds* (Nueva York: Warner Wellness, 2007).

Capítulo 4—Deje el azúcar

1. La primera parte de este capítulo ha sido modificada a partir de varios de mis blogs, en particular: "Sugar and Inflammation", www.juiceladycherie.com/Juice/sugar-and-inflammation, y "8 Reasons to Ditch Sugar", www.juiceladycherie.com/Juice/8-reasons-to-ditch-sugar, visitada el 16 de febrero de 2016.
2. Byron Richards, "High Fructose Corn Syrup Makes Your Brain Crave Food", Wellness Resoures, 2 de abril de 2009, visitada el 16 de febrero de 2016, http://www.wellnessresources.com/weight/articles/high_fructose_corn_syrup_makes_your_brain_crave_food/.
3. Yoshio Nagai et al., "The Role of Peroxisome Proliferator-Activated Receptor Coactivator-1 in the Pathogenesis of Fructose-Induced Insulin Resistance", *Cell Metabolism* 9, nº. 3 (4 de marzo de 2009): pp. 252–264.
4. Alice Park, "Can Sugar Substitutes Make You Fat?" *Time*, 10 de febrero de 2008, visitada el 16 de febrero de 2016, http://content.time.com/time/health/article/0,8599,1711763,00.html.

5. Cherie Calbom, "The Dangers of Aspartame—Part II", 9 de marzo de 2013, visitada el 16 de febrero de 2016, http://www.juiceladycherie.com/Juice/the-dangers-of-aspartame-part-ii/, información suministrada por H. J. Roberts, Palm Beach Institute for Medical Research, Inc.
6. "Blueberries May Help Reduce Belly Fat, Diabetes Risk", ScienceDaily.com, 20 de abril de 2009, visitada el 16 de febrero de 2016, http://www.sciencedaily.com/releases/2009/04/090419170112.htm.
7. Richard Fogoros, "Low Glycemic Weight Loss Is Longer Lasting", About.com, 3 de enero de 2005, visitada el 16 de febrero de 2016, http://heartdisease.about.com/od/dietandobesity/a/logly.htm.
8. Jennie Brand-Miller, "A Glycemic Index Expert Responds to the Tufts Research", DiabetesHealth.com, visitada el 16 de febrero de 2016, www.diabeteshealth.com/a-glycemic-index-expert-responds-to-the-tufts-research/.
9. Mark Hyman, "How Toxins Make You Fat: 4 Steps to Get Rid of Toxic Weight", 18 de octubre de 2014, visitada el 16 de febrero de 2016, http://drhyman.com/blog/2012/02/20/how-toxins-make-you-fat-4-steps-to-get-rid-of-toxic-weight/#close.
10. Ibíd.; O. A. Jones, M. L. Maguire, J. L. Griffin, "Environmental Pollution and Diabetes: A Neglected Association", *Lancet* 371, nº. 9609 (26 de enero de 2008): pp. 287–288.
11. Hyman, "How Toxins Make You Fat: 4 Steps to Get Rid of Toxic Weight",
12. "Industrial Pollution Doesn't Have to Begin in The Womb", Environmental Working Group, visitada el 16 de febrero de 2016, http://www.ewg.org/enviroblog/2009/02/industrial-pollution-doesnt-have-begin-womb; Hyman, "How Toxins Make You Fat: 4 Steps to Get Rid of Toxic Weight".
13. Más información sobre desintoxicación en mi página de internet en: www.juiceladycherie.com/Juice/cleansing-detoxification/ [en inglés].

Capítulo 5—¿Por qué una dieta a base de jugos?

1. Wang, Hong, et al. "Total Antioxidant Capacity of Fruits" *Journal of Agricultural and Food Chemistry* 44 (1996): pp. 701–705.
2. First for Women, "Dr. Oz's #1 Fat Cure", 10 de enero de 2011, pp. 32–35.
3. Adein Cassidy et al., "Plasma Adiponectin Concentrations Are Associated With Body Composition and Plant-Based Dietary Factors in Female Twins", *Journal of Nutrition* 139, nº. 2 (febrero de 2009): pp. 353–358.
4. Diane Feskanich et al., "Vitamin K Intake and Hip Fractures in Women: A Prospective Study", American Journal of Clinical Nutrition 69, nº. 1

(enero de 1999): pp. 74–79, visitada el 16 de febrero de 2016, http://www.ajcn.org/content/69/1/74.full.

5. Patrice Carter et al., "Fruit and Vegetable Intake and Incidence of Type 2 Diabetes Millitus: Systematic Review and Meta-Analysis", *British Medical Journal* 341 (agosto de 2010), visitada el 16 de febrero de 2016 en http://www.bmj.com/content/341/bmj.c4229.full.
6. T. Kondo et al., Vinegar Intake Reduces Body Weight, Body Fat Mass, and Serum Triglyceride Levels in Obese Japanese Subjects", *Bioscience, Biotechnology, and Biochemistry* 73, nº. 8 (agosto de 2009), visitada el 16 de febrero de 2016, http://www.ncbi.nlm.nih.gov/pubmed/19661687.
7. Michelle Pellizzon, "3 Metabolism-Boosting Tonics to Help You Burn Calories All Day Long", Thrive Market, 8 de diciembre de 2015, visitada el 16 de febrero de 2016, http://tinyurl.com/zmdlbfh.
8. Brindusa Vanta, "The Benefits of Wheatgrass for Diabetes", 2 de febrero de 2014, Livestrong, visitada el 16 de febrero de 2016, http://www.livestrong.com/article/367210-the-benefits-of-wheatgrass-for-diabetes.
9. Ibíd.
10. Ibíd.

Capítulo 6—Los alimentos vivos marcan la diferencia en la diabetes

1. Ver, por ejemplo el artículo y documental en video: "Type 2 Diabetes Cure", Raw Foods, Living Foods, visitada el 16 de febrero de 2016, http://www.rawfoods-livingfoods.com/type-2-diabetes-cure.html.
2. "New Analysis Suggests 'Diet Soda Paradox'—Less Sugar, More Weight", UT Health Science Center San Antonio, 14 de junio de 2005, visitada el 16 de febrero de 2016, http://www.uthscsa.edu/hscnews/singleformat2.asp?newID=1539.
3. Joseph Mercola, "McDonald's and Biophoton Deficiency", Mercola.com, 21 de agosto de 2002, visitada el 16 de febrero de 2016, http://articles.mercola.com/sites/articles/archive/2002/08/21/biophoton.aspx.
4. John Switzer, "Bio-Photon Nutrition and Wild Green Energy Cocktails for Optimal Health (English)", 21 de mayo de 2009, visitada el 16 de febrero de 2016, http://ein-langes-leben.de/raw-food-english/bio-photon-nutrition-and-wild-energy-cocktails-for-optimal-health-english.
5. "Light Affects Nutrients", PCC Sound Consumer, marzo de 2012, visitada el 16 de febrero de 2016, http://www.pccnaturalmarkets.com/sc/1203/light_nutrients.html.
6. Virginia Worthington, "Nutritional Quality of Organic Versus Conventional Fruits, Vegetables, and Grains", *Journal of Alternative and Complementary Medicine* 7, nº. 2 (2001): pp. 161–173.

7. "Official: Organic Really Is Better", TimesOnline.co.uk, 28 de octubre de 2007.
8. Tara Parker-Pope, "Five Easy Ways to Go Organic", *New York Times*, 22 de octubre de 2007, visitada el 16 de febrero de 2016, http://well.blogs.nytimes.com/2007/10/22/five-easy-ways-to-go-organic/.
9. Ibíd.

Capítulo 7—Recetas útiles para la diabetes: jugos y batidos

1. Dae Jung Kim, et al., "Magnesium Intake in Relation to Systemic Inflammation, Insulin Resistance, and the Incidence of Diabetes", *Diabetes Care* 33, nº. 12 (diciembre de 2010): pp. 2604–2610.

Apéndice A—Alimentos útiles para planificar un menú para diabéticos

1. Esta lista fue compilada enbase a diversas fuentes, incluyendo: "Grains and Starchy Vegetables", Asociación Estadounidense de la Diabetes, http://www.diabetes.org/food-and-fitness/food/what-can-i-eat/making-healthy-food-choices/grains-and-starchy-vegetables.html; "Non-Starchy Vegetables", Asociación Estadounidense de la Diabetes, visitada el 16 de febrero de 2016, http://www.diabetes.org/food-and-fitness/food/what-can-i-eat/making-healthy-food-choices/non-starchy-vegetables.html; "Best and Worst Foods for Diabetes" WebMD, visitada el 16 de febrero de 2016, www.webmd.com/diabetes/diabetic-food-list-best-worst-foods; y varias tablas de carga glucémica de internet.

Apéndice B—¿Índice glucémico o carga glucémica?

1. Tomado de: Amy Campbell, "Glycemic Index and Glycemic Load", Diabetes Self-Management, 28 de agosto de 2006, visitada el 16 de febrero de 2016, www.diabetesselfmanagement.com/blog/glycemic-index-and-glycemic-load, y "Estimated Glycemic Load", SELFNutritionData, visitada el 16 de febrero de 2016, http://nutritiondata.self.com/help/estimated-glycemic-load. Ver también: "Glycemic Index Defined" and "Glycemic Load Defined", Glycemic Research Institute, visitada el 16 de febrero de 2016, http://www.glycemic.com/GlycemicIndex-LoadDefined.htm.

INFORMACIÓN DE CHERIE CALBOM

SUSCRÍBASE AL BOLETÍN de consejos jugosos [Juicy Tips Newsletter] gratuito de la Dama de los Jugos en www.juiceladyinfo.com.

Sitios web de Cherie

www.juiceladyinfo.com o www.juiceladycherie.com: información para adelgazar y preparar jugos.

www.cheriecalbom.com.

www.gococonuts.com: información sobre el consumo de coco y el aceite de coco.

Los retiros con jugos de salud y bienestar de la Dama de los Jugos

¡Lo invito a que nos acompañe durante una semana que puede cambiar su vida! Nuestros retiros ofrecen alimentos orgánicos de alta cocina crudos con un ayuno de jugos de tres días a media semana. Ofrecemos clases interesantes e informativas en un hermoso y pacífico escenario donde usted podrá experimentar sanidad y restauración del cuerpo y del alma. Para más información, y las fechas de los retiros, llame al 866-843-8935 en los Estados Unidos.

Curso en línea de salud y acondicionamiento físico de La Dama de los Jugos

Para más información, visite www.juiceladycherie.com bajo Weight Loss [Pierda peso] o llame al 866-843-8935 en los Estados Unidos.

Programe una consulta de nutrición con la Dama de los Jugos

Llame al 866-843-8935 en los Estados Unidos.

Para invitar a la Dama de los Jugos a dar una plática para su organización

Llame al 866-843-8935 en los Estados Unidos.

* Esta información es en inglés.

Otros libros de Cherie y John Calbom

Estos libros se pueden pedir en los sitios web arriba mencionados; o bien llamando al 866-8GETWEL (866-843-8935) en los Estados Unidos.

Cherie Calbom, *El gran libro de jugos y batidos verdes* (Casa Creación).

Cherie Calbom, *La dieta turbo de la Dama de los Jugos* (Casa Creación).

Cherie Calbom y Abby Fammartino, *La dieta contra la inflamación de la Dama de los Jugos* (Casa Creación)

Cherie Calbom, *La dieta para perder peso de fin de semana* (Casa Creación).

Cherie Calbom, *Remedios para los desórdenes de la tiroides* (Casa Creación).

Cherie Calbom, *The Juice Lady's Remedies for Asthma and Allergies* [Remedios para el asma y las alergias de la Dama de los Jugos] (Siloam).

Cherie Calbom, *The Juice Lady's Remedies for Stress and Adrenal Fatigue* [Remedios para el estrés y la fatiga suprarrenal de La Dama de los Jugos] (Siloam).

Cherie Calbom, *The Juice Lady's Living Foods Revolution* [La revolución de alimentos vivos de la Dama de los Jugos] (Siloam).

Cherie Calbom, *The Juice Lady's Guide to Juicing for Health*

[La guía de La Dama de los Jugos para hacer jugos para recuperar su salud] (Avery).

Cherie Calbom y John Calbom, *Juicing, Fasting, and Detoxing for Life* [Hacer jugos, ayunar y desintoxicarse para vivir] (Wellness Central).

Cherie Calbom, *The Wrinkle Cleanse* [Límpiese de las arrugas] (Avery).

Cherie Calbom y John Calbom, *The Coconut Diet* [La dieta de coco] (Wellness Central).

Cherie Calbom, John Calbom y Michael Mahaffey, *The Complete Cancer Cleanse* [Límpiese completamente del cáncer] (Thomas Nelson).

Cherie Calbom, *The Ultimate Smoothie Book* [El libro definitivo de los batidos] (Wellness Central).

Extractores de jugo

Descubra cuáles son los extractores de jugo recomendados por Cherie. Llame al 866-8GETWEL (866-843-8935) en los Estados Unidos o visite www.juiceladyinfo.com.

Deshidratadores

Encuentre los mejores deshidratadores recomendados por Cherie. Llame al 866-8GETWEL (866-843-8935) en los Estados Unidos o visite www.juiceladyinfo.com.

Estimulante del sistema linfático

Para ver la máquina de oscilación (estimulante del sistema linfático), visite www.juiceladyinfo.com o bien, llame al 866-8GETWEL (866-843-8935) en los Estados Unidos.

Suplementos alimenticios de verduras en polvo

Para comprar o para obtener información sobre Barley Max, Carrot Juice Max y Beet Max, vaya a www.juiceladyinfo.com o

bien, llame al 866-8GETWEL (866-843-8935) en los Estados Unidos (estos polvos son ideales cuando usted viaja o cuando no puede hacer jugos).

Aceite de coco virgen

Para más información sobre el aceite de coco virgen, visite www.juiceladyinfo.com o www.gococonuts.com; o bien llame al 866-8GETWEL (866-843-8935) en los Estados Unidos. Para ahorrar dinero, le recomendamos que pida productos en cantidades grandes como galones o cuartos de galón, ya que no los encontrará fácilmente en los almacenes.

Kit de limpieza interna

El kit completo y exhaustivo de limpieza interna contiene dieciocho artículos para un programa de limpieza de veintiún días. Usted obtiene un kit de limpieza de colón gratuito, junto con el rejuvenecedor de hígado y vesícula, el restaurador de bacterias amigables, el limpiador de parásitos, el rejuvenecedor de pulmón, el rejuvenecedor de riñón y vejiga, el rejuvenecedor de sangre y piel y el rejuvenecedor de la linfa. Visite www.juiceladycherie.com para más información. Usted puede pedir los productos de limpieza y obtener 10% de descuento llamando al 866-843-8935.

BerryBreeze™

Mantiene las frutas y las verduras frescas por más tiempo y su nevera con un fresco aroma. Puede ayudarlo a ahorrar hasta $2200 dólares al año mediante evitar el desperdicio de frutas y verduras. Para más información visite www.juiceladycherie.com.